艺术与
精神医学
彩色插图版

李 洁·编著

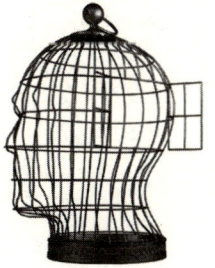

Art and Psychiatry

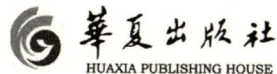

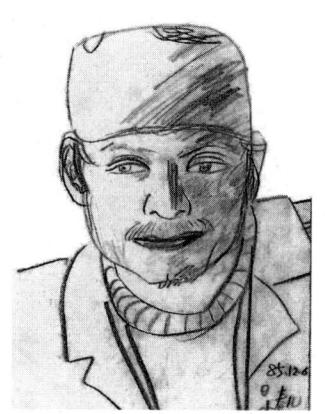

憧憬未来之人（作者）
1985年寒冬，小春儿（分裂症患者）速写于北京安定医院

献　辞

本书谨献给求真、行善、审美的精神卫生工作者以及对"疯狂"有所探索的同道们。

精神医学不同于其他医学学科，
它是脑与心灵的交汇，科学与艺术的融合。

——作者——

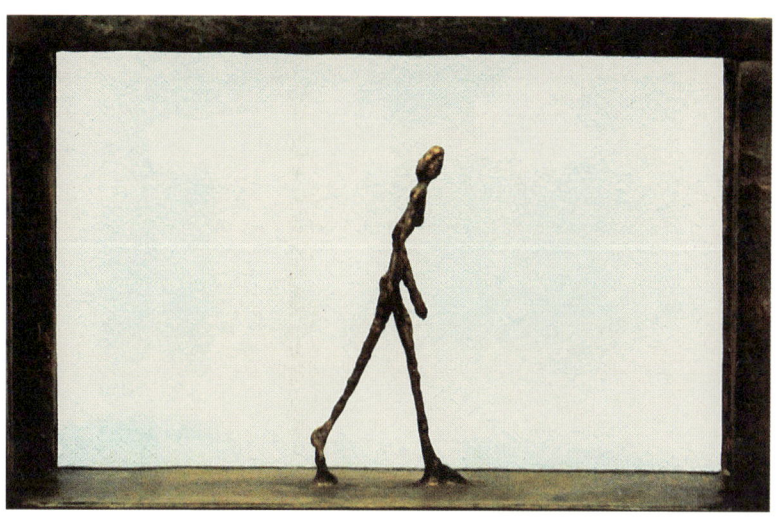

"导言"图1　行走中的女人
瑞士雕刻家贾科梅蒂 作　作者摄

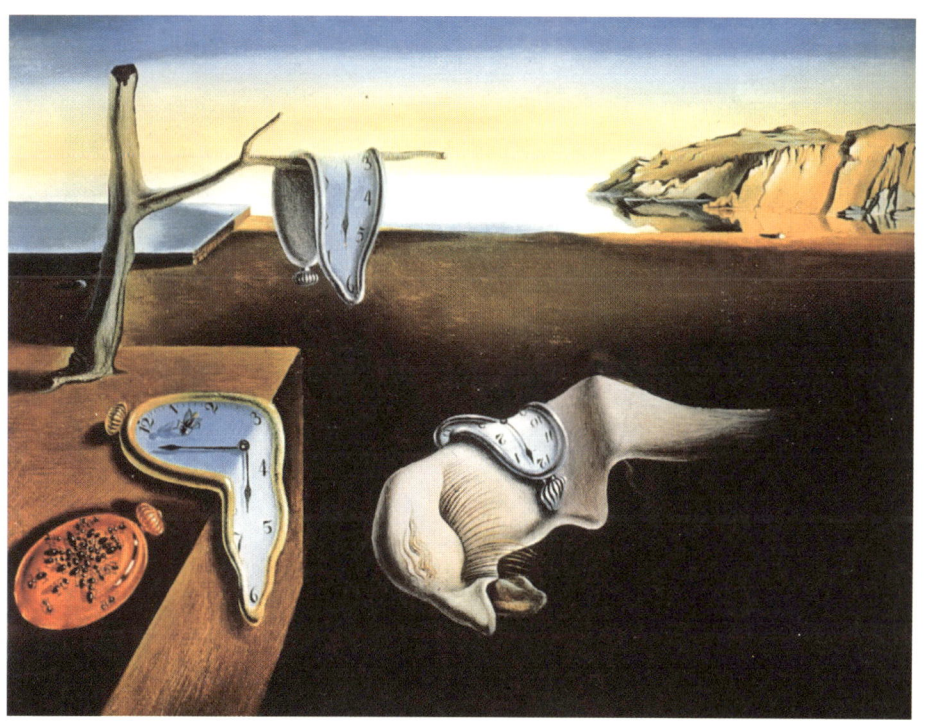

"导言"图2　记忆的永恒　　　　　　　　　西班牙画家达利 作

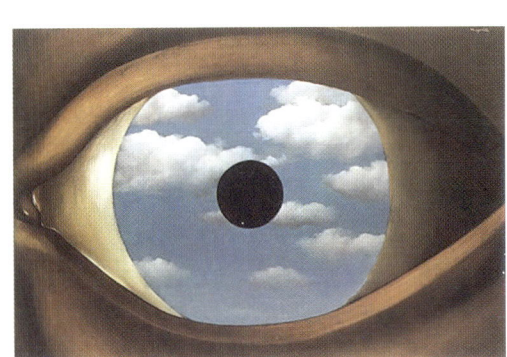

"导言"图3 错误的镜子
比利时画家马格利特 作

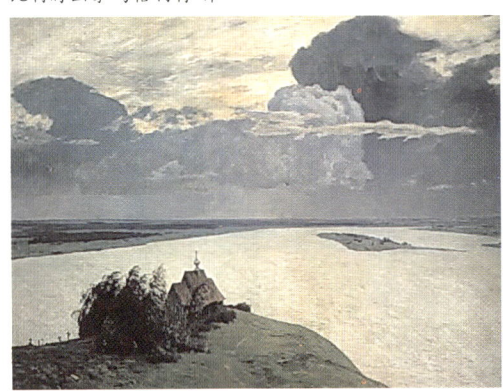

"导言"图4 墓地上空
俄国画家列维坦 作

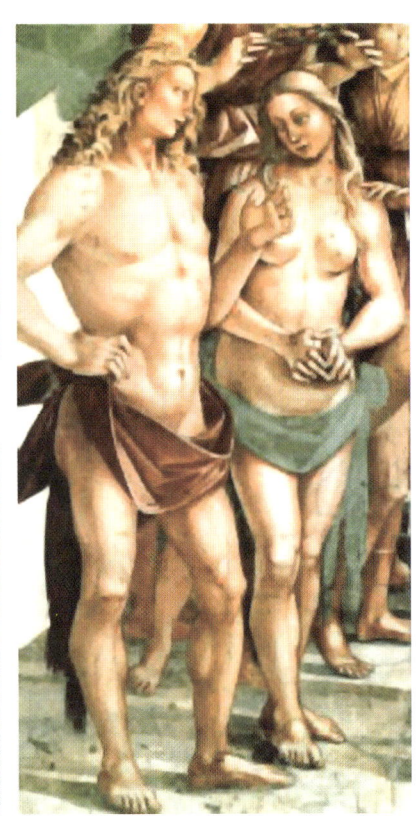

图1.1 亚当与夏娃

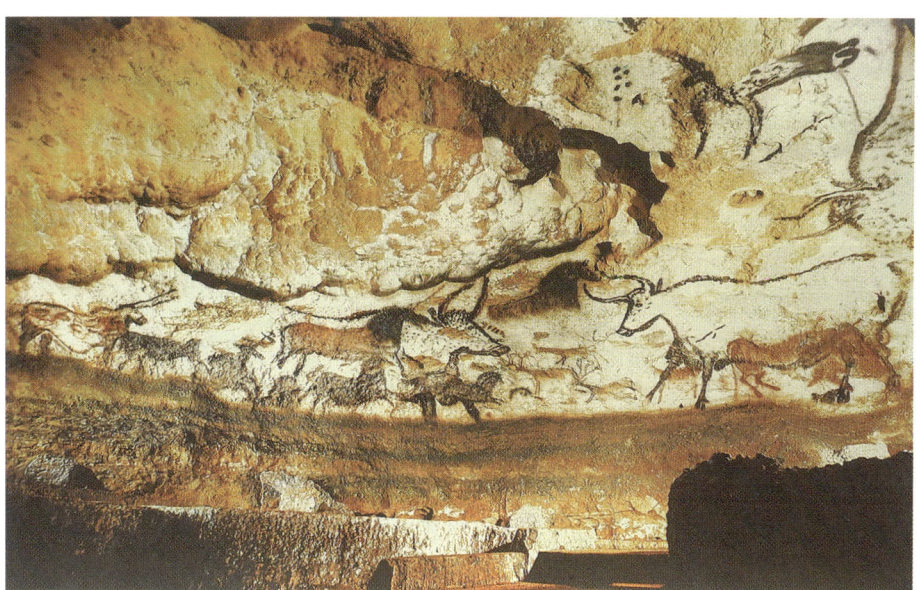

图 1.2　岩洞中的公牛　　　　　　　　　　　　　　　　　　法国旧石器时期岩画

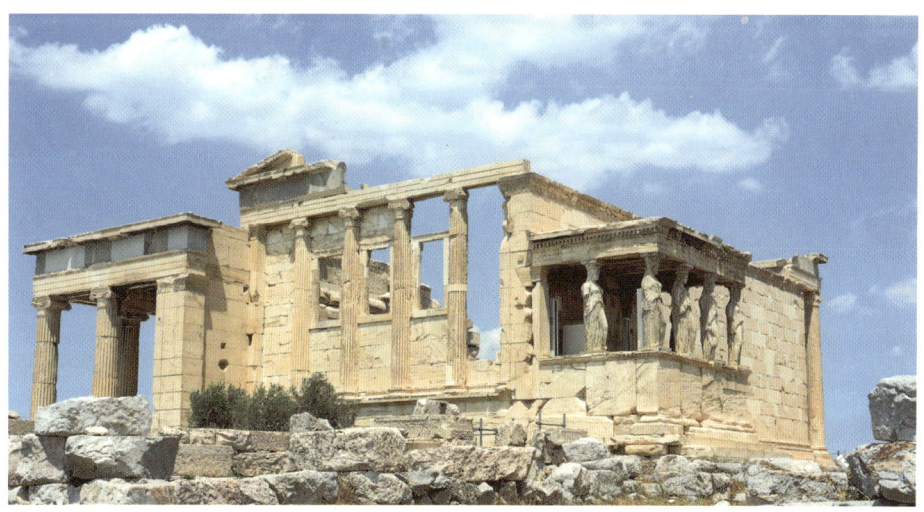

图 1.3　古希腊建筑厄勒忒奥神庙　　　　　　　　　　　　　　　　　　作者 摄

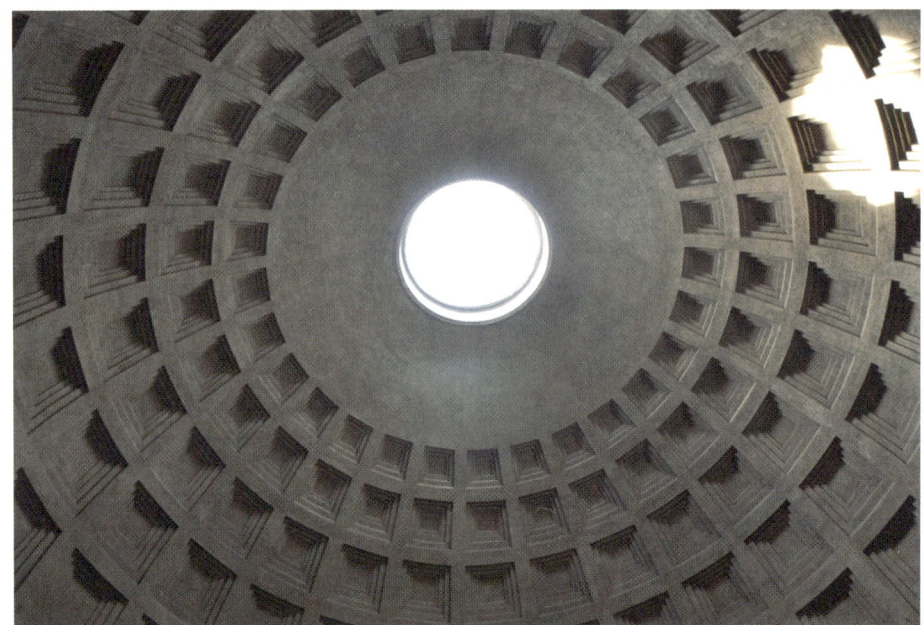

图 1.4　古罗马万神殿　　　　　　　　　　　　　　　　　　　作者 摄

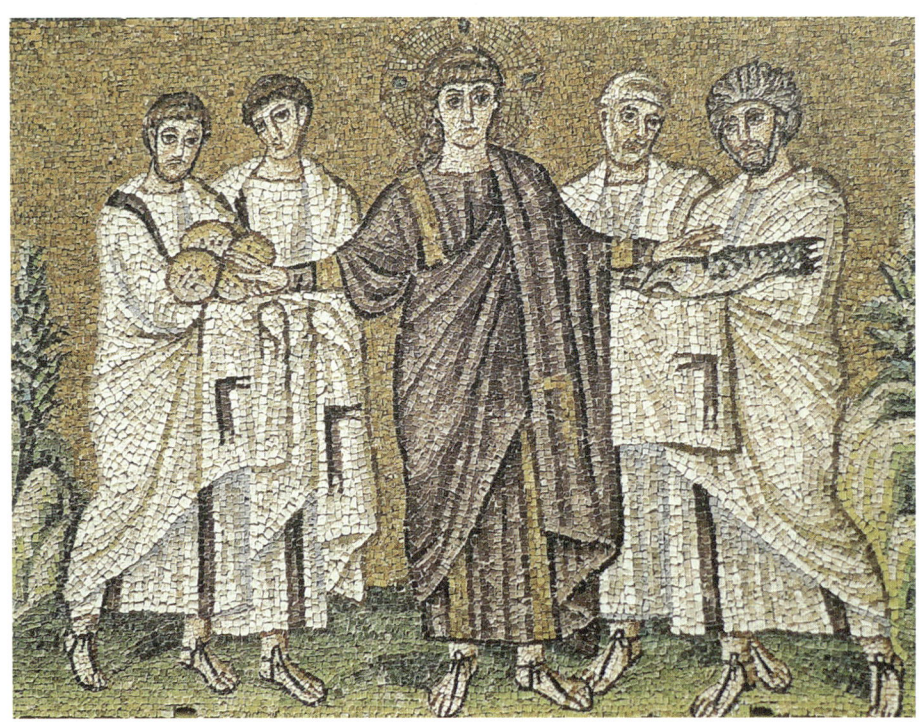

图 1.5　面包和鱼的奇迹　　　　　　　　　　　　　意大利圣阿波利纳雷教堂的马赛克镶嵌画

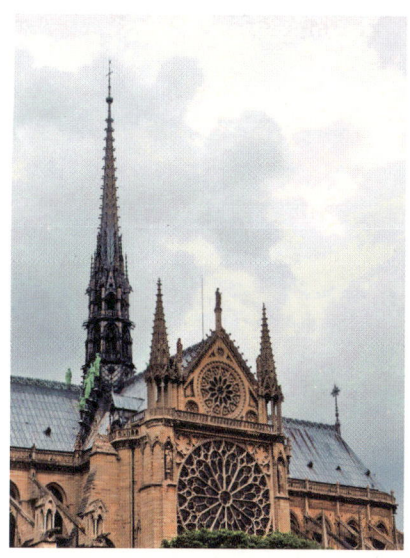

图 1.6　哥特式建筑

法国巴黎圣母院　作者 摄

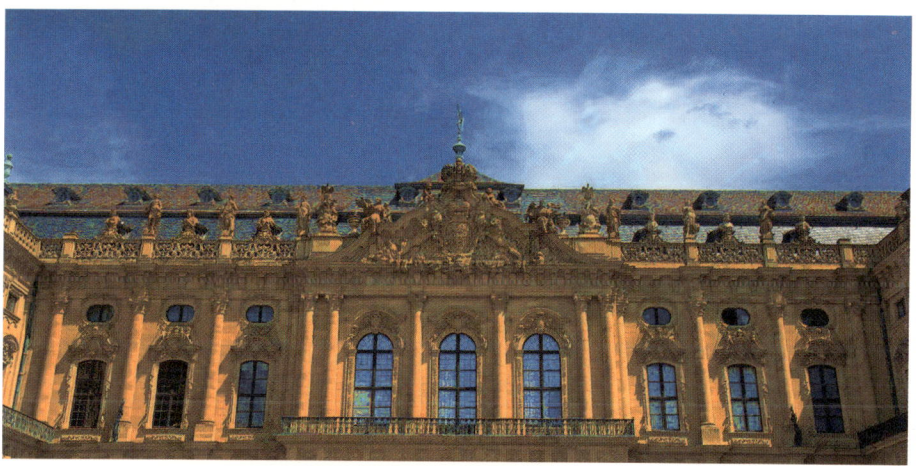

图 1.7　巴洛克建筑

德国维尔茨堡皇宫　作者 摄

图 1.8　娇媚之美

法国艺术家布歇 作

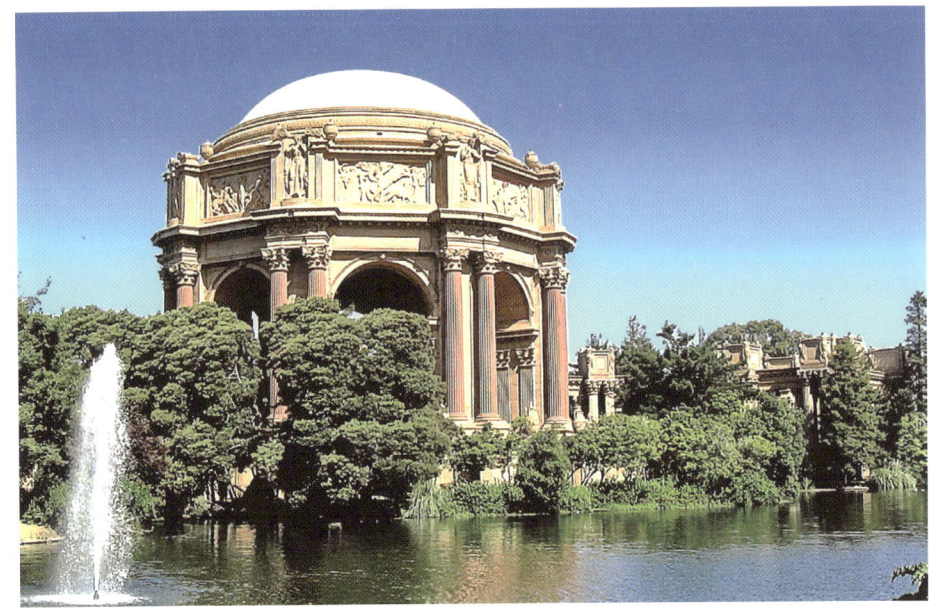

图1.9　新古典主义建筑　　　　　　　　　　　　　美国旧金山艺术宫　作者摄

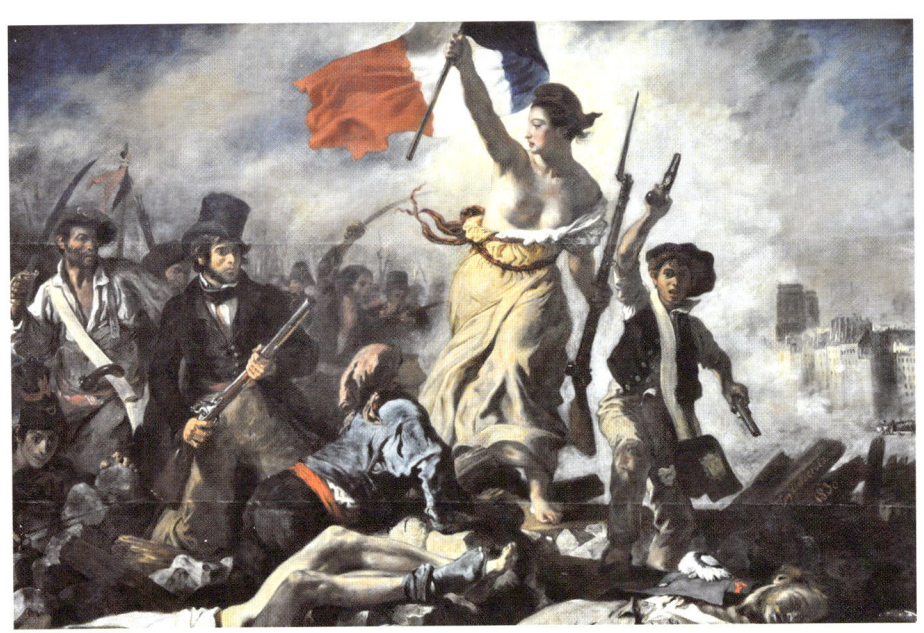

图1.10　自由引导人民　　　　　　　　　　　　　法国画家德拉克罗瓦作　作者摄

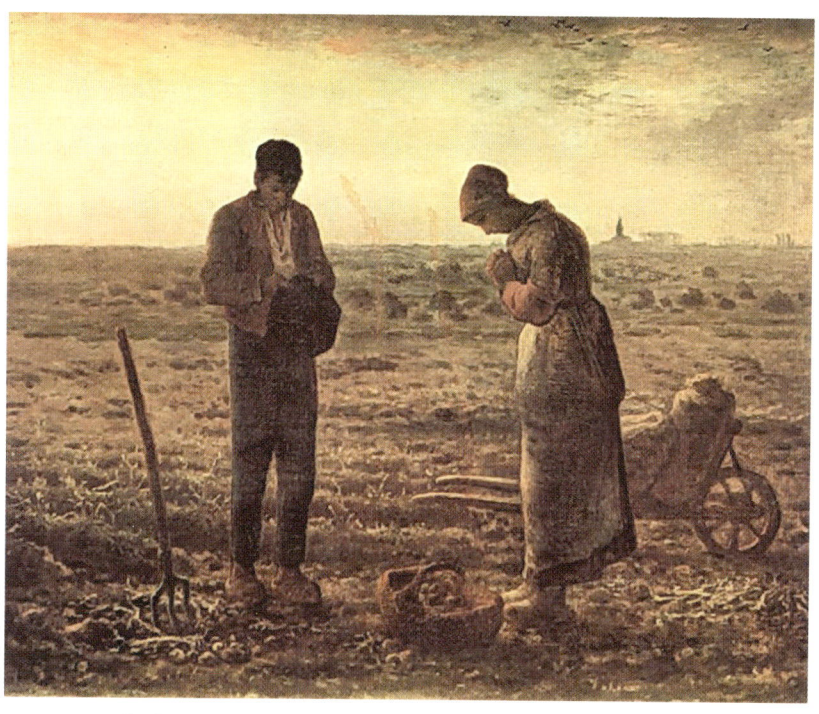

图 1.11 晚钟　　　　　　　　　　　　　　　　法国画家米勒 作

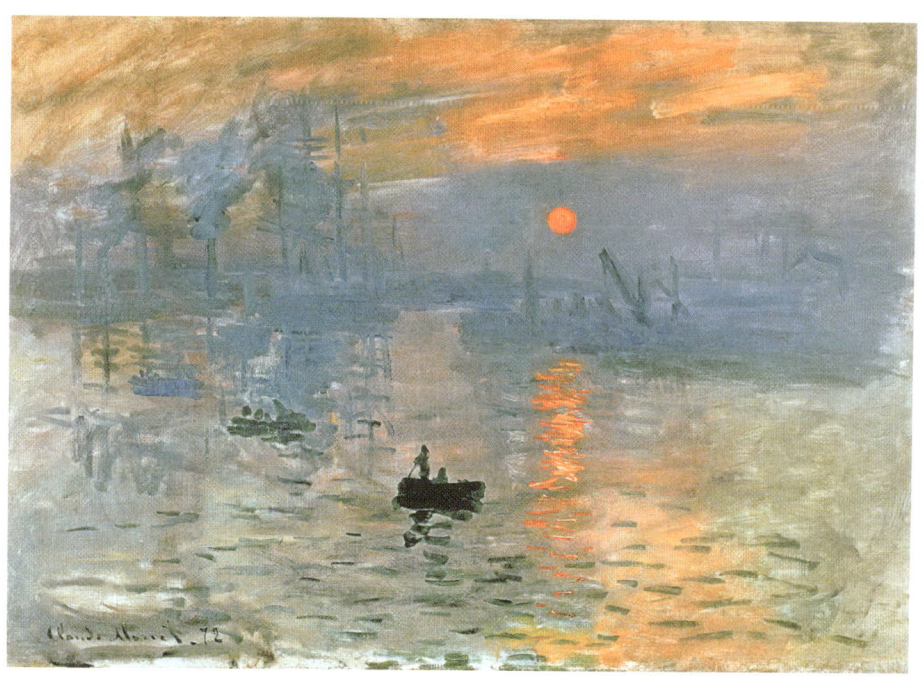

图 1.12 印象·日出　　　　　　　　　　　　　法国画家莫奈 作

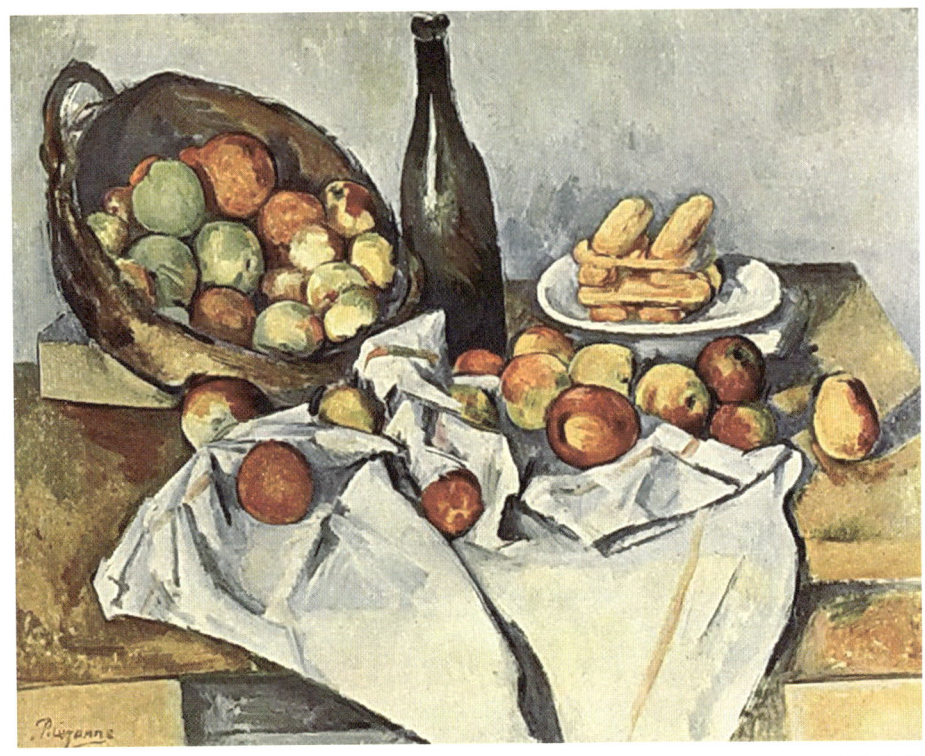

图 1.13 静物　　　　　　　　　　　　　　　　　　法国画家塞尚 作

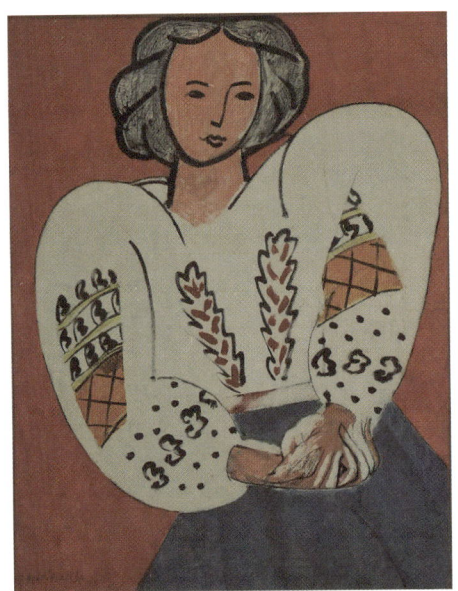

图 1.14 罗马尼亚女衬衫
法国画家马蒂斯作　作者摄

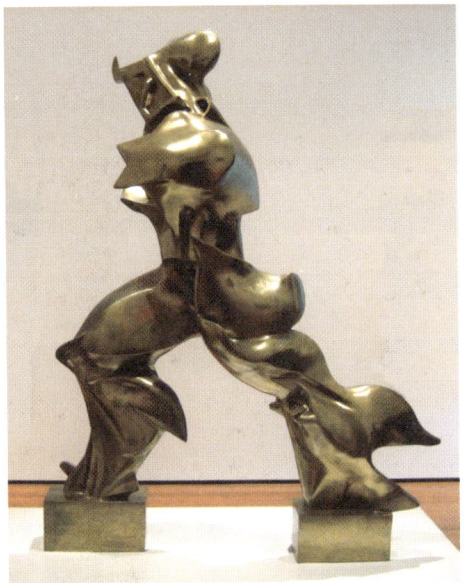

图 1.15 雕塑
意大利画家博乔尼 作

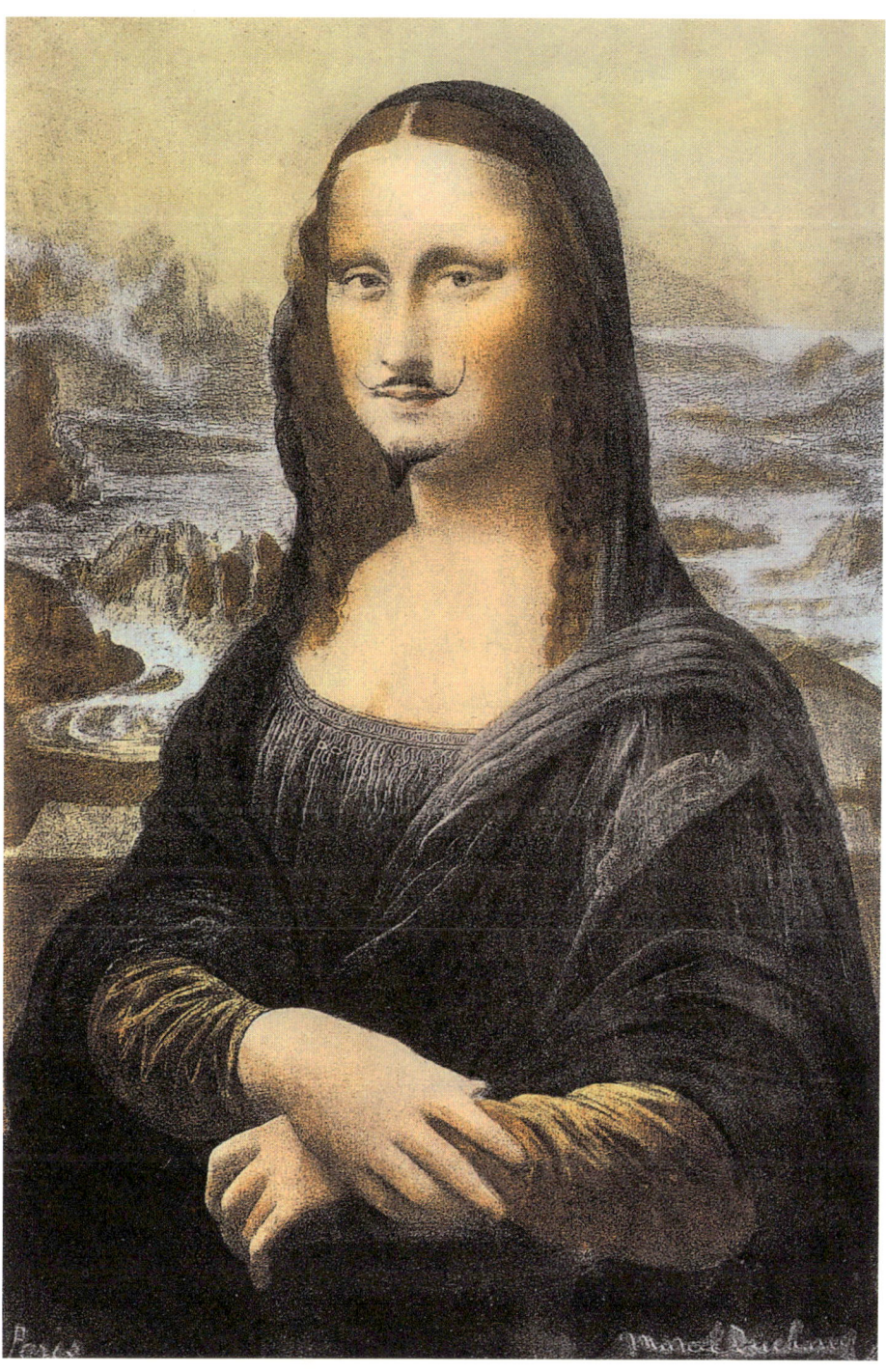

图 1.16　带胡须的蒙娜丽莎　　　　　　　　　　　　　法国画家杜尚 作

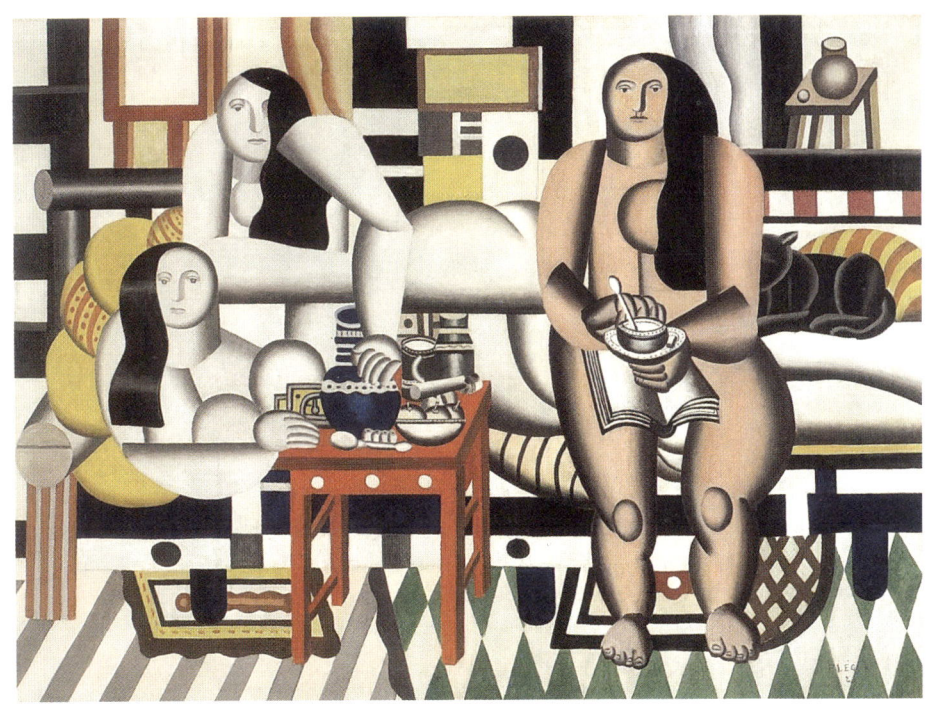

图 1.17 三个女子　　　　　　　　　　　　　　法国画家莱热 作

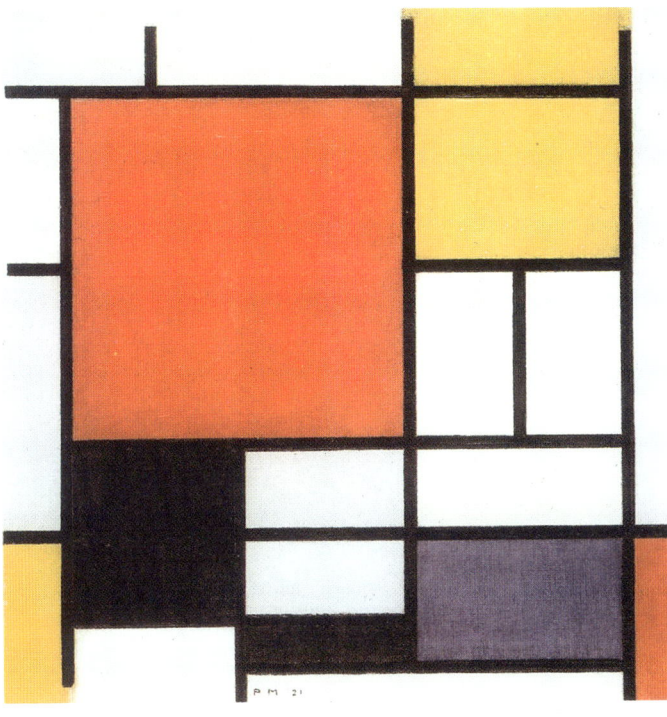

图 1.18 抽象之美

荷兰画家蒙德里安 作

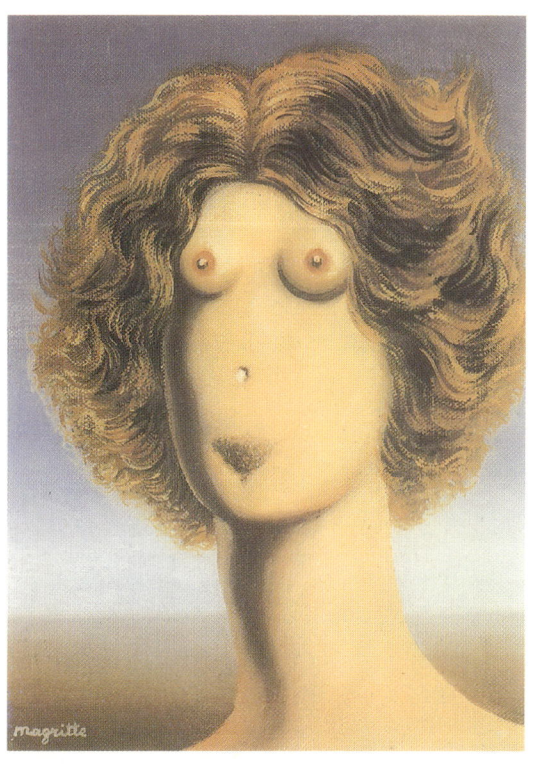

图 1.19　强奸

比利时画家玛格利特 作

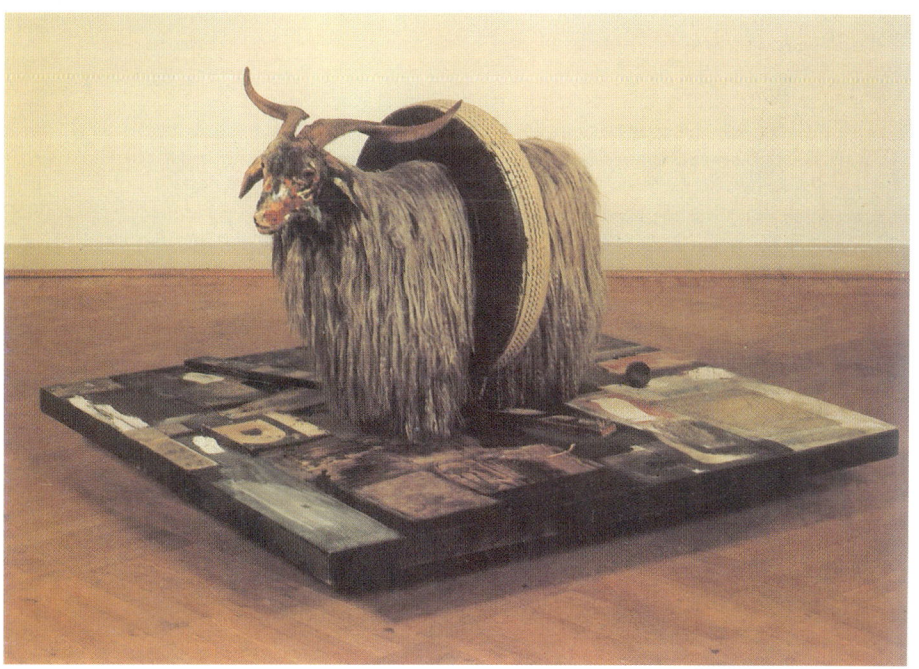

图 1.20　字母组合

美国艺术家劳申伯格 作

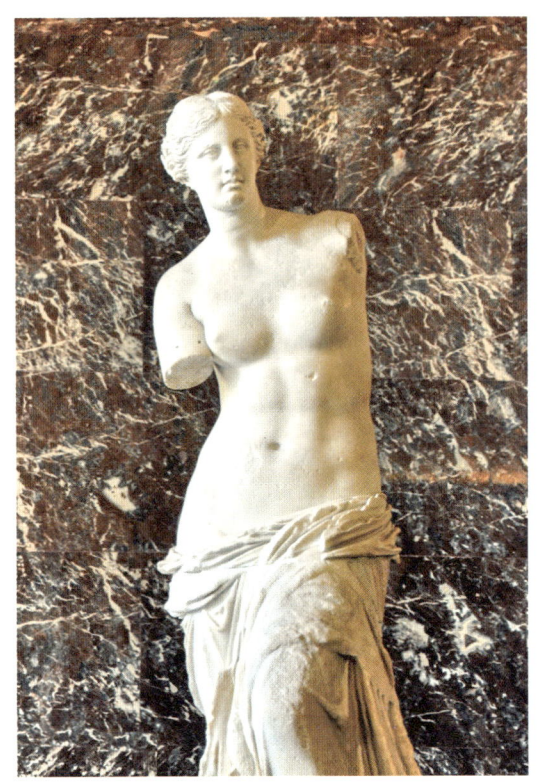

图 2.1　古典之美

作者 摄

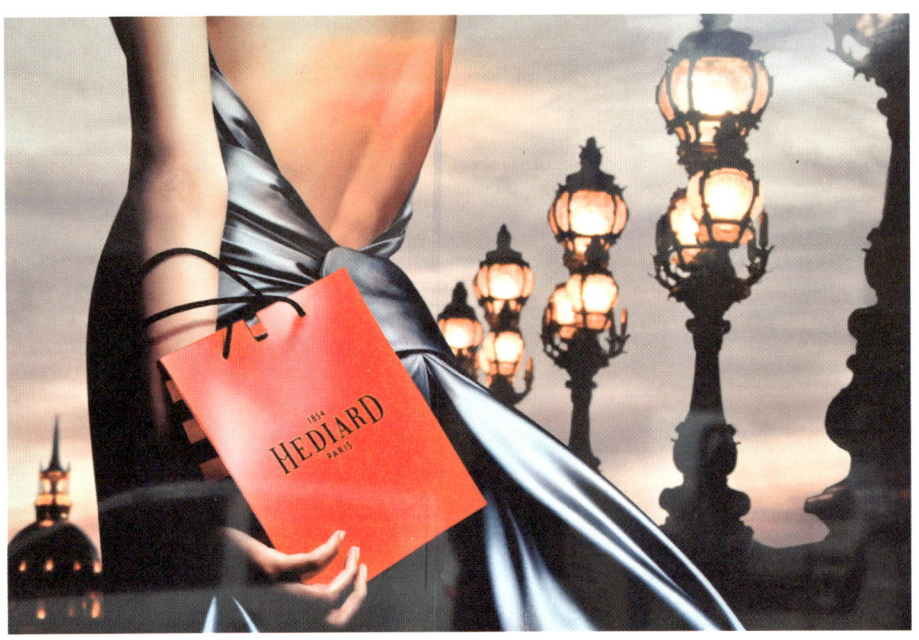

图 2.2　现代之美

作者 摄

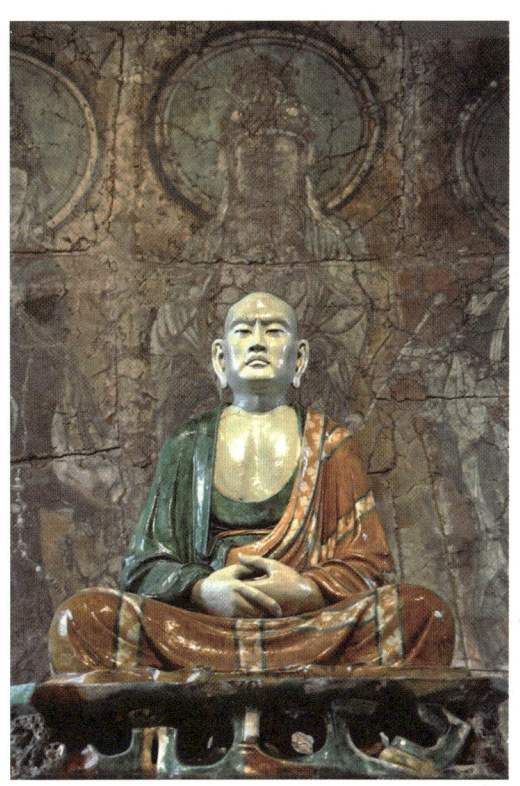

图 2.3　雕塑美

作者 摄

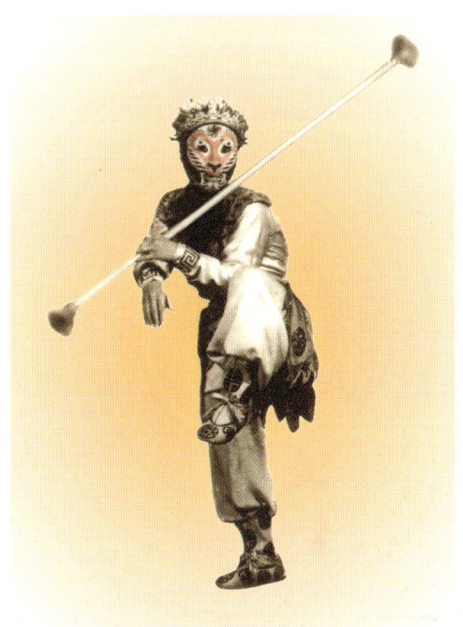

图 2.4　美猴王（作者之父）　作者 提供

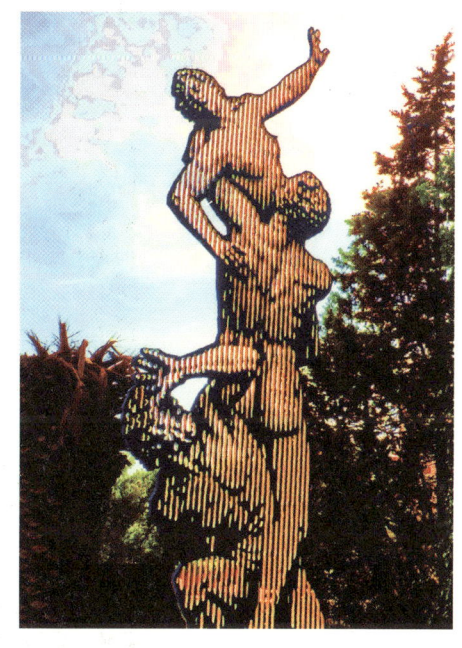

图 2.5　博洛尼亚雕塑的变形　作者 摄

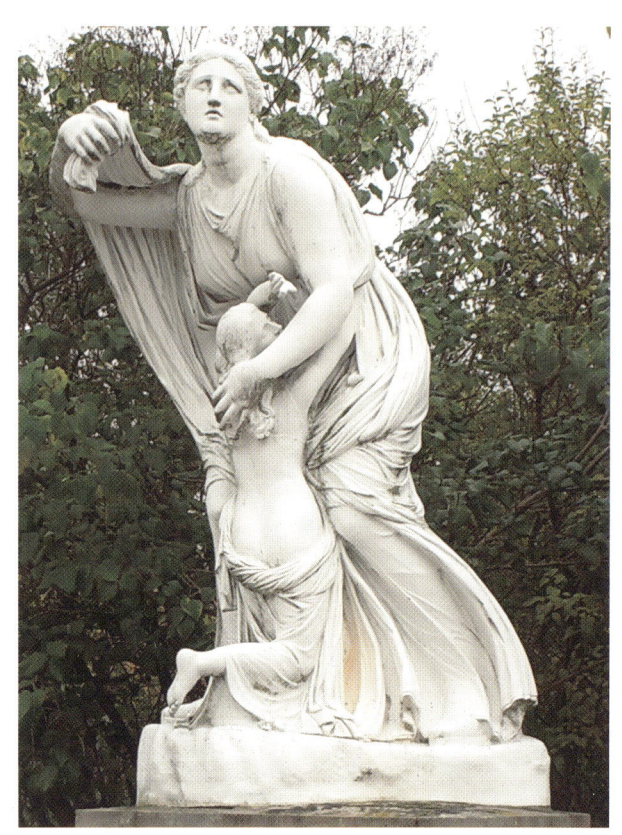

图 3.1　尼俄柏的痛苦

古希腊雕塑家斯珂帕斯　作

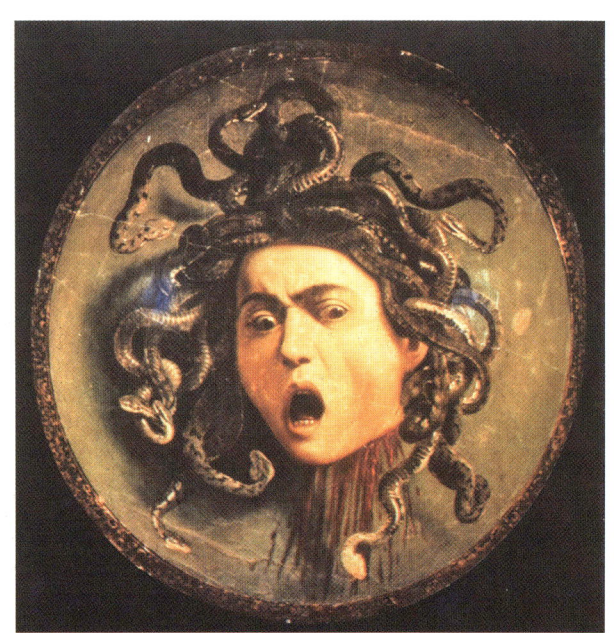

图 3.2　美杜莎的头

意大利画家卡拉瓦乔　作

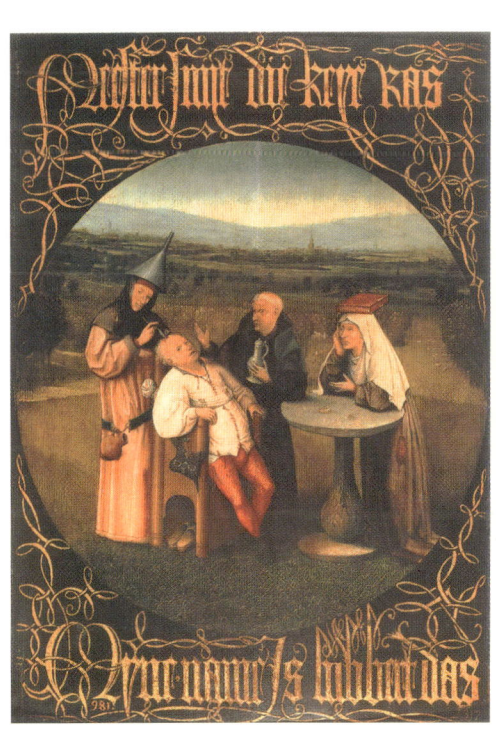
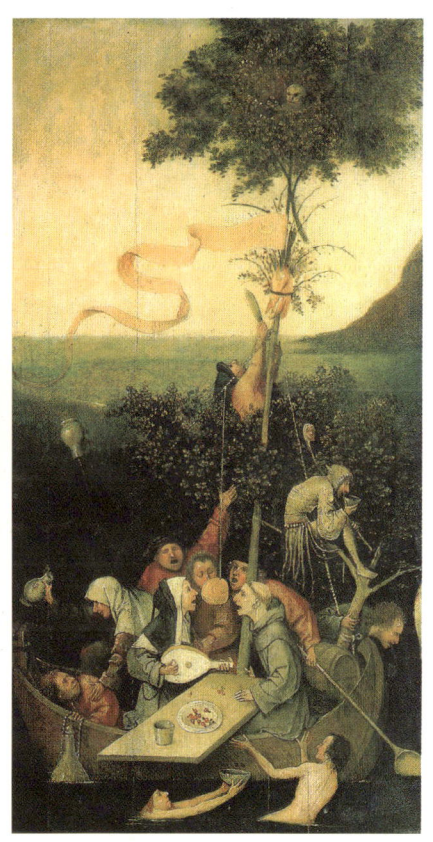

图 3.3　愚人治疗　　　尼德兰画家博斯 作　　图 3.4　愚人船　　　尼德兰画家博斯 作

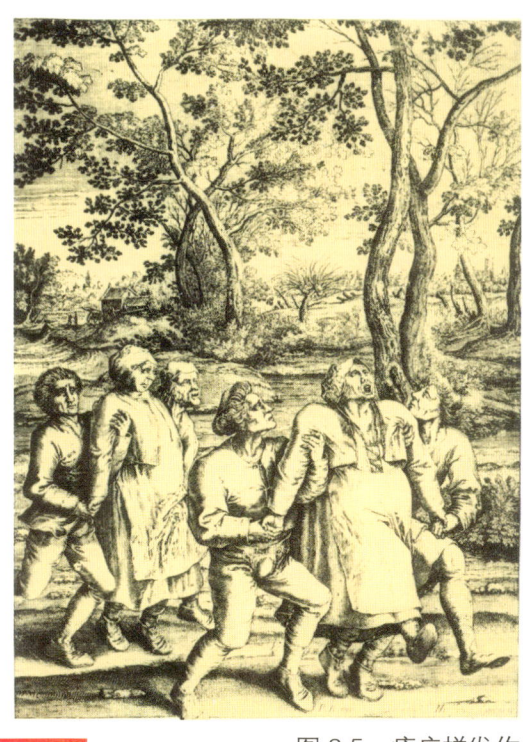

图 3.5 癔症样发作

荷兰画家宏丢斯 作

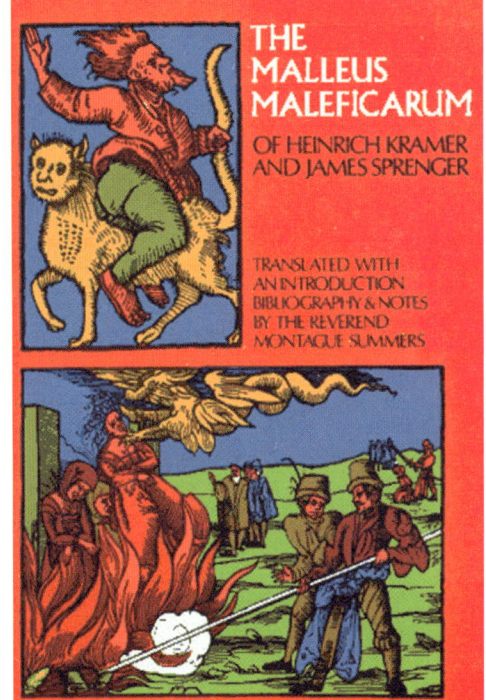

图 3.6 《巫术之锤》

（德）克拉马和斯普伦格 著

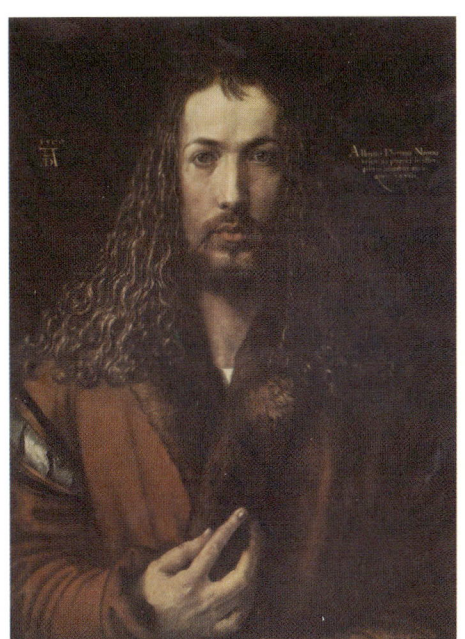

图 3.7 自画像

德国画家丢勒 作

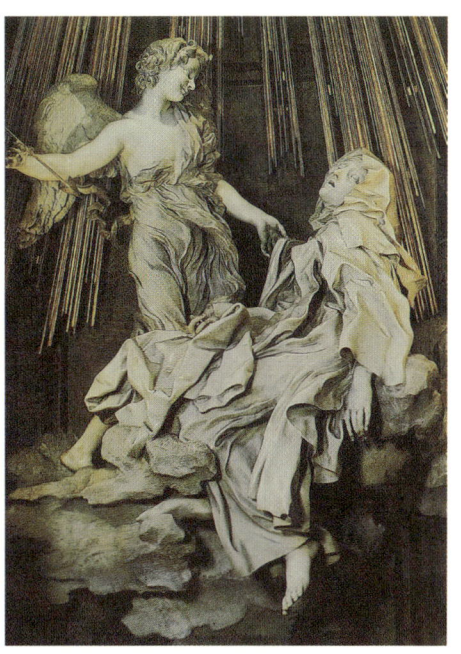

图 3.8 圣特雷萨的迷醉

意大利雕塑家贝尼尼 作

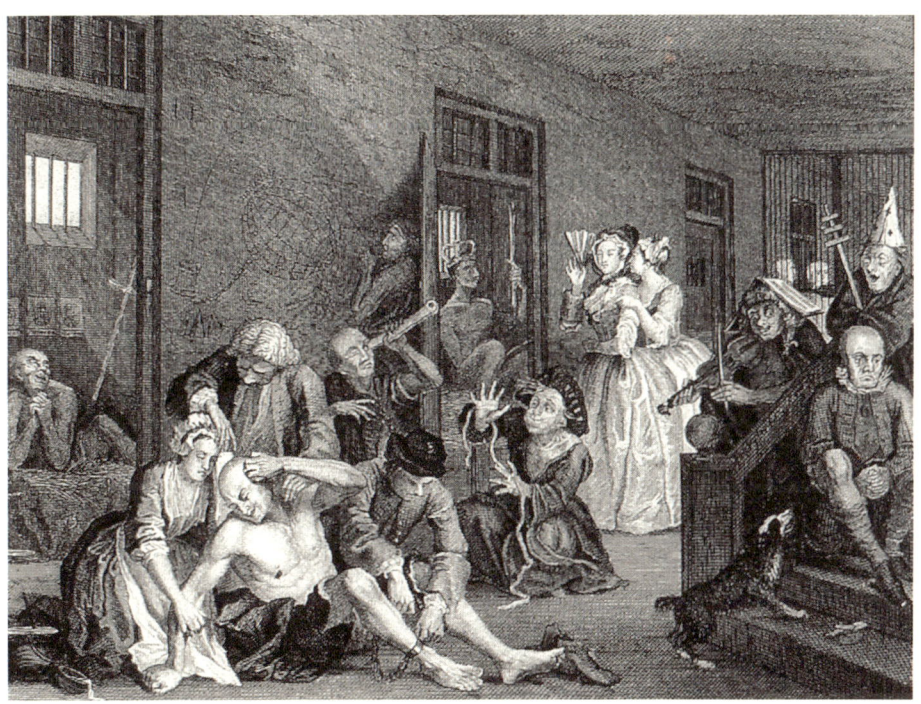

图 3.9 贝特莱姆医院　　　　　　　　　　　　　　　　　　　　英国画家贺加斯 作

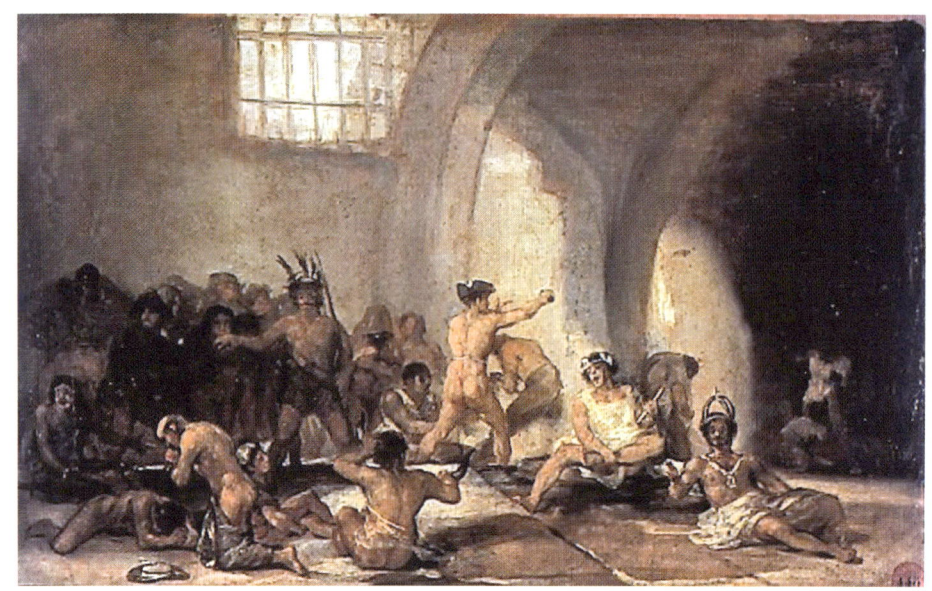

图 3.10　疯人屋　　　　　　　　　　　　　　　　　　　　　西班牙画家戈雅 作

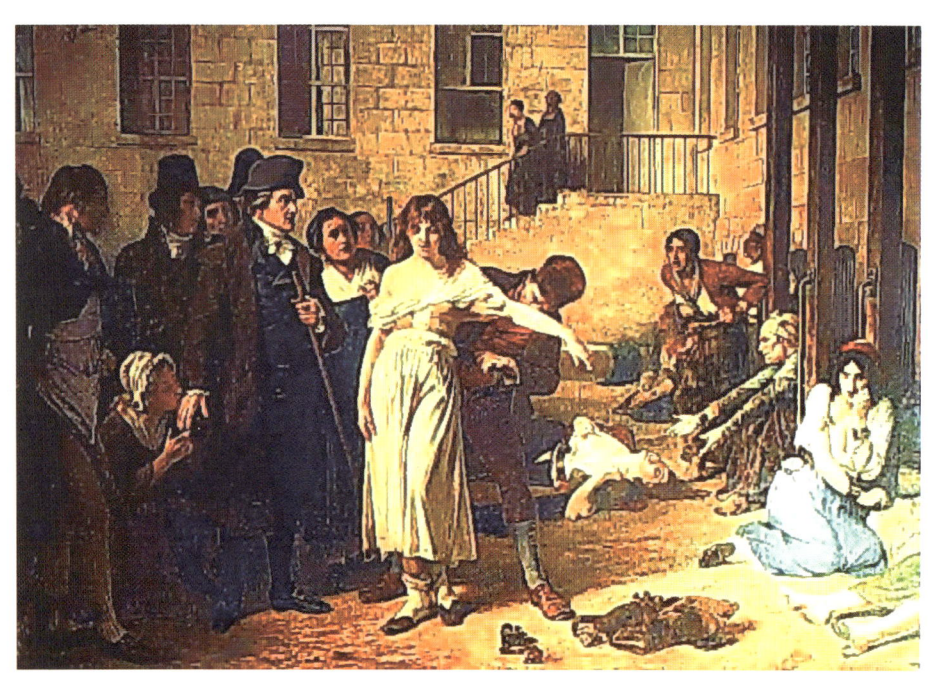

图 3.11a　比奈革命　　　　　　　　　　　　　　　　　　　法国画家弗勒里 作

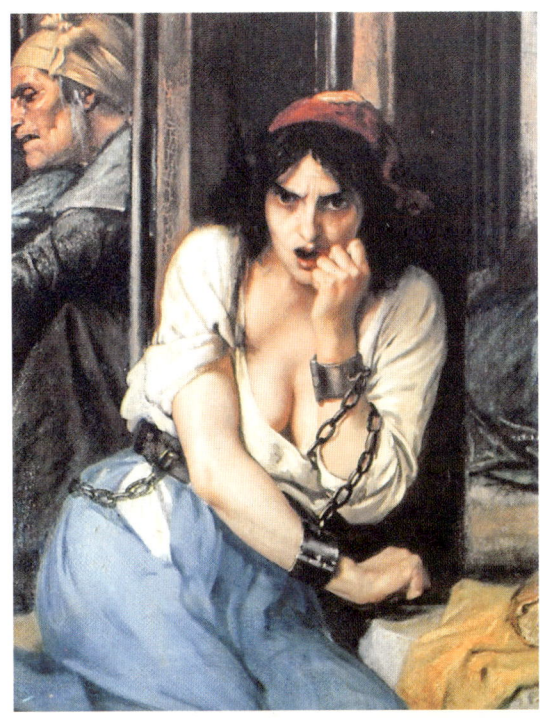

图 3.11b　比奈革命

法国画家弗勒里 作

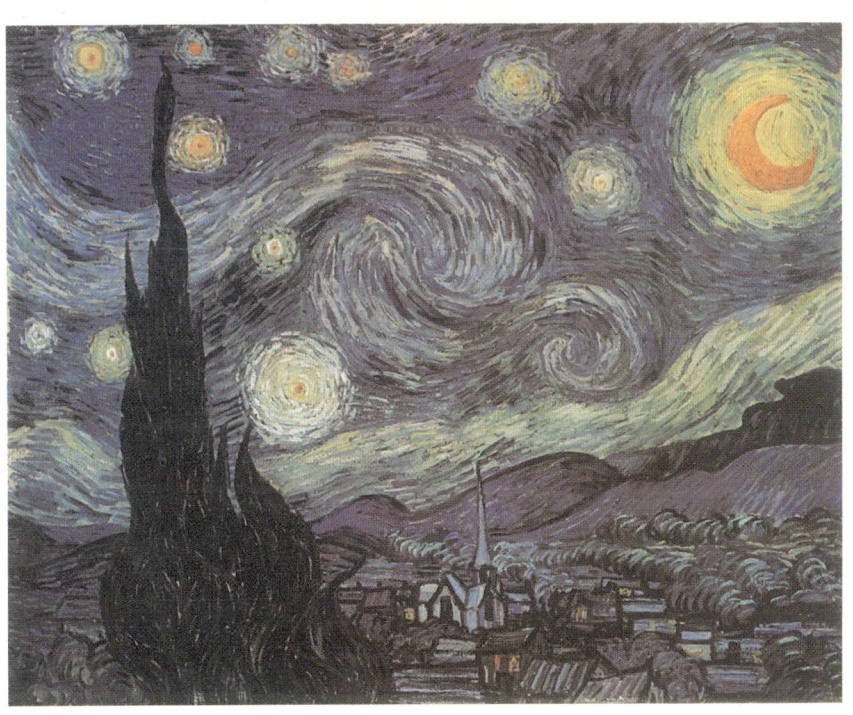

图 3.12　星光灿烂

荷兰画家凡高 作

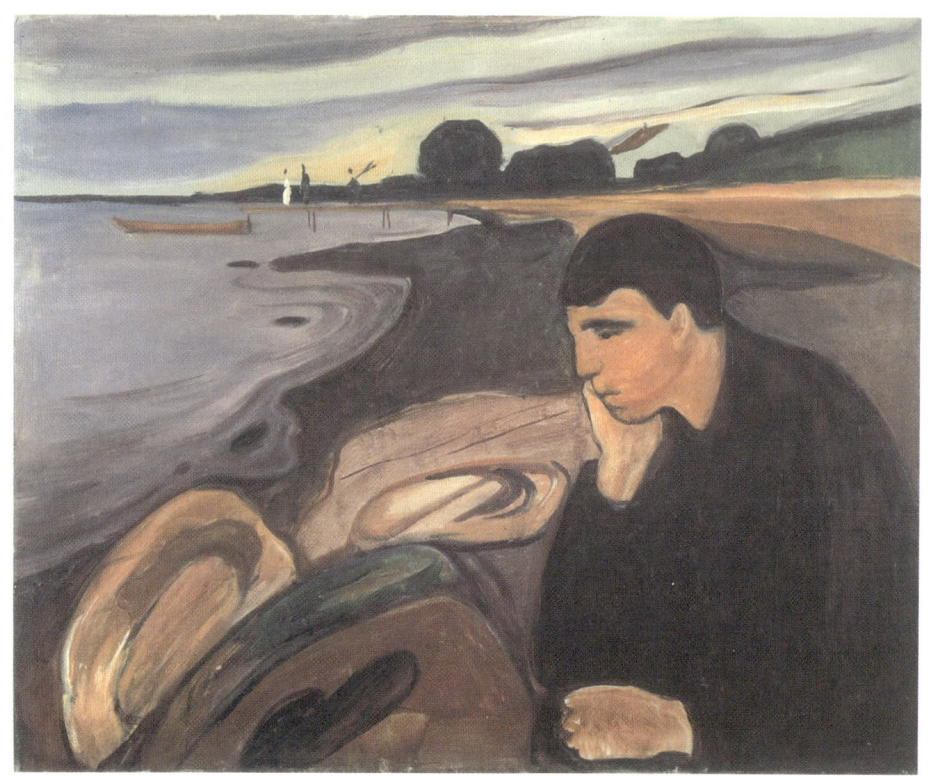

图 3.13 忧郁　　　　　　　　　　　　　　挪威画家蒙克 作

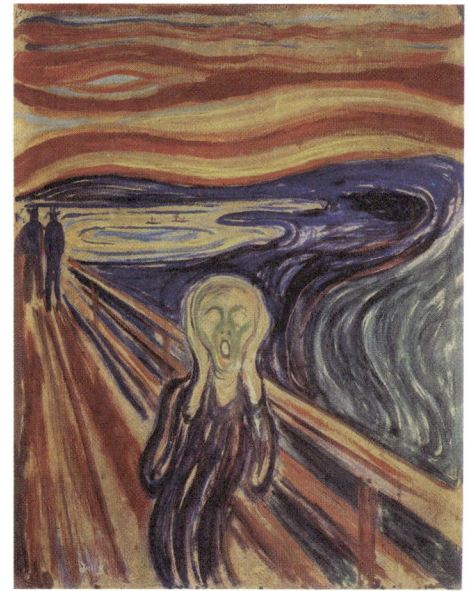

图 3.14 呐喊　　　挪威画家蒙克 作

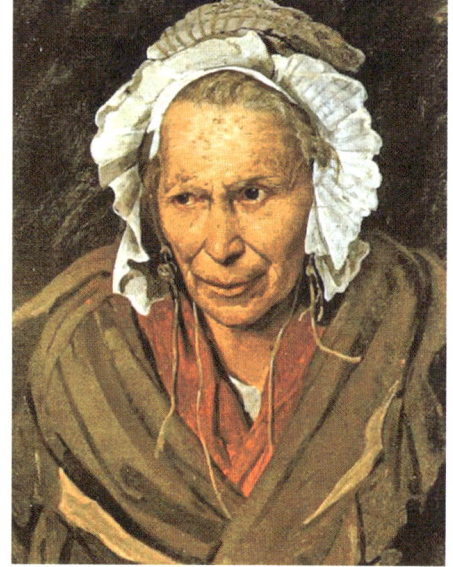

图 4.1 疯女　　　法国画家席里柯 作

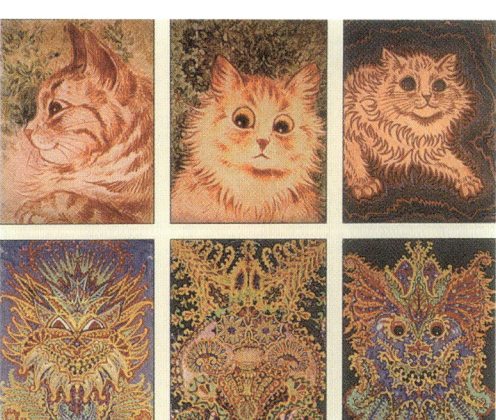

图 4.3 猫

英国画家韦恩 作

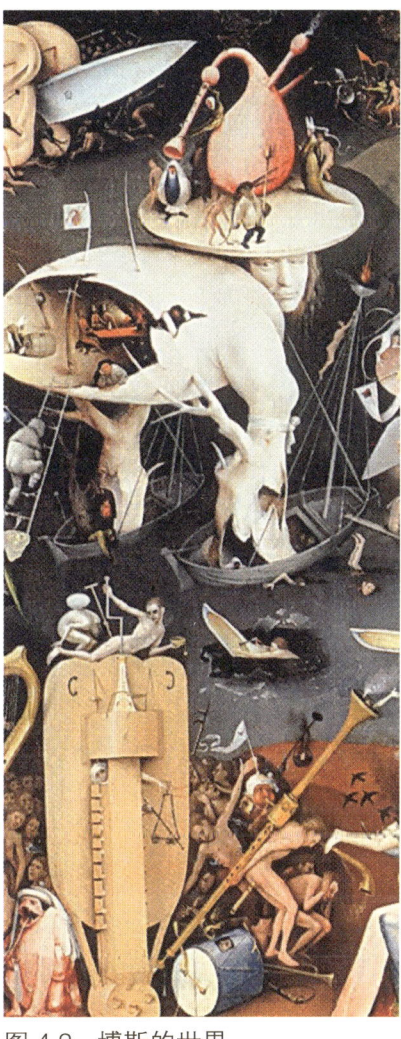

图 4.2 博斯的世界

尼德兰画家博斯 作

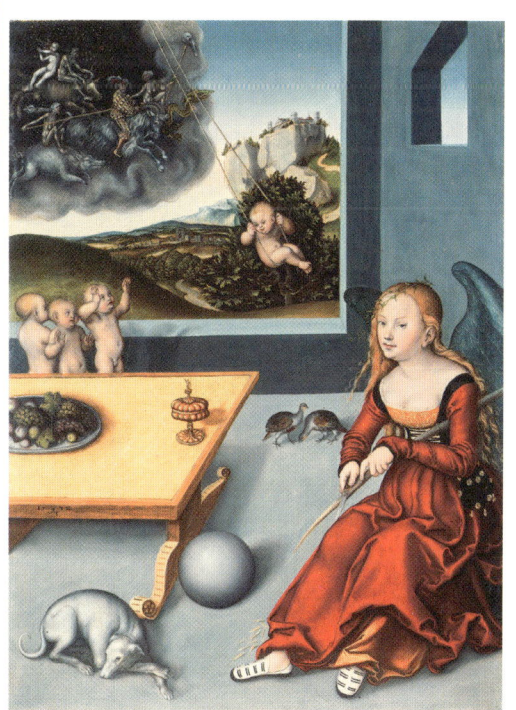

图 4.4 忧郁症

德国画家克拉纳赫 作

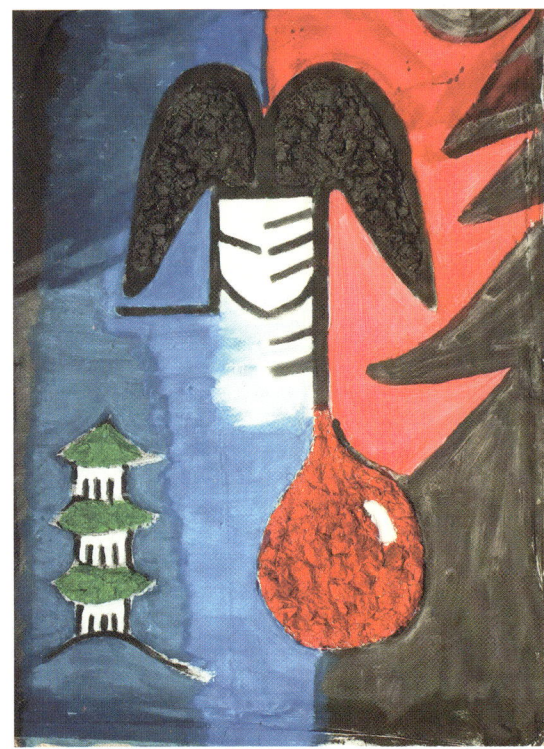

图 4.5 双相的世界

法国双相障碍患者 作

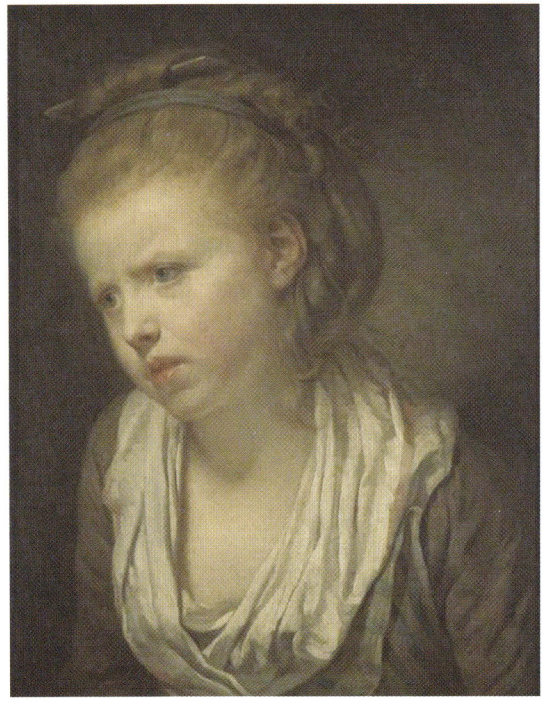

图 4.6 焦虑的女孩

法国画家格勒兹 作

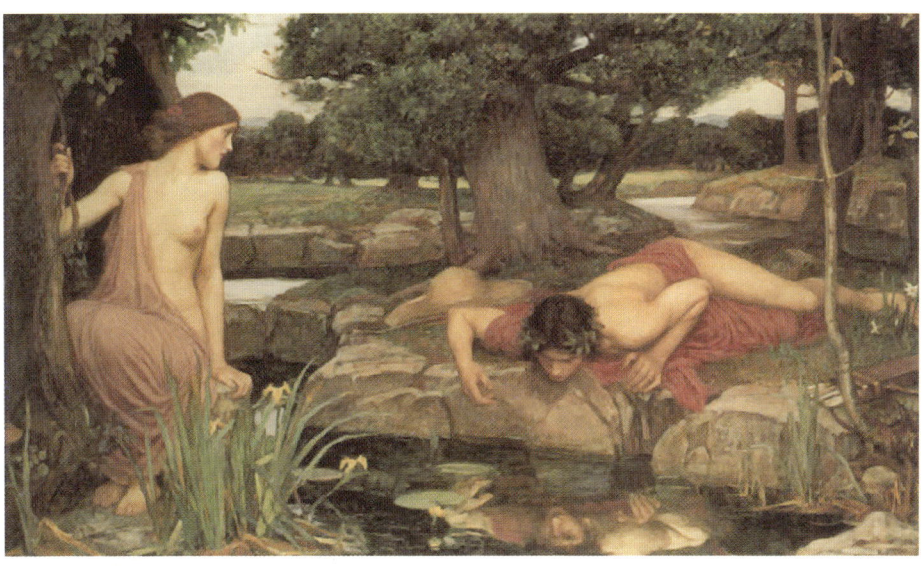

图 4.7　那西索斯的自恋　　　　　　　　　　　英国画家沃特豪斯 作

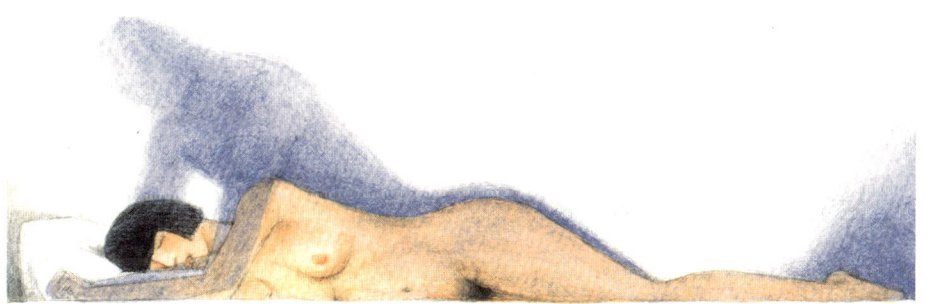

图 5.1　患者的性幻觉 a　　　　　　　　　　中国分裂症患者 作

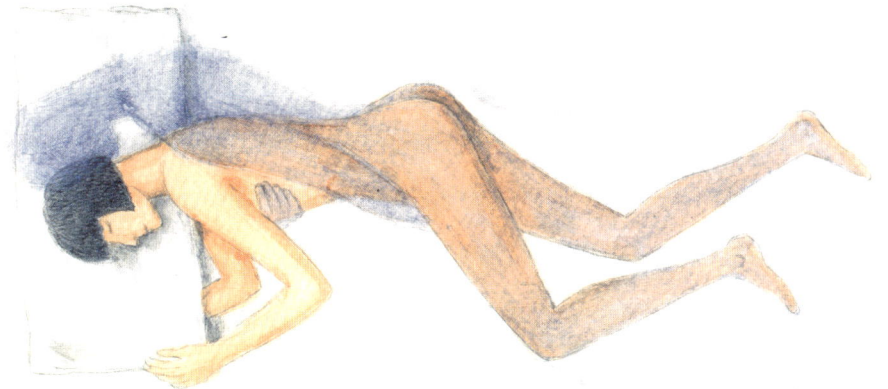

图 5.2　患者的性幻觉 b　　　　　　　　　　中国分裂症患者 作

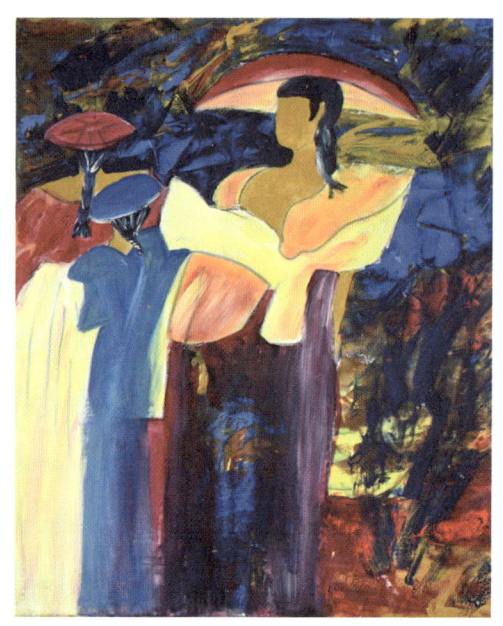

图 5.3 王妃

法国分裂症患者 作

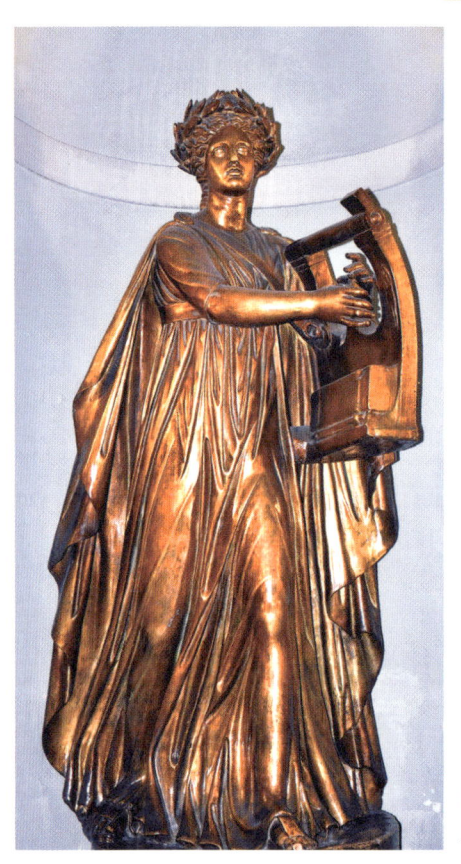

图 6.1 阿波罗

作者 摄

序

如果说，精神医学是研究脑（brain）与心灵（mind）的医学学科，那么当今世界，精神医学的舞台上仍是以研究脑的生物精神医学唱主角，这是毋庸置疑的事实。当然，无论是在促进精神健康的过程中，还是在探讨精神障碍的发病机理（基因与环境，gene-environment，G/E）中，抑或是在精神障碍患者的康复过程中，我们都会注意到社会与经济环境的影响。然而，精神医学有别于其他医学学科，除了涉及自然科学与社会科学外，它还与人文科学有着千丝万缕的联系。作为文化精神医学的延伸和拓展，李洁教授撰写的这本书将继续跨越学科限制，从哲学、美学和艺术等人文学科视角探索心灵，探讨"艺术与精神医学"的问题。据我所知，在国内精神医学界撰写这方面的书籍尚属首次，可喜可贺。

通过本书，作者"试图在两种文化——

人文学科与精神医学之间架起一座桥梁"。本书告诉我们，精神医学不仅是科学的、循证的，亦是艺术的、经验的。诚如作者所言："精神卫生工作者不仅需要求真、行善，亦需要审美。"这对我国新时期的精神卫生服务工作者提出了新的要求。经验表明，艺术与审美活动不仅能提升我们的人文底蕴，减少工作中的职业倦怠，提升生活品质；同时，还有助于增强我们的直觉领悟力以及对美术治疗、音乐治疗等表达性艺术心理治疗的开展，从而提供优质的精神卫生服务。

  本书不仅显示出作者广泛的精神医学历史知识，还折射出其作为精神科医生深厚的人文素养，且较好地将精神医学与人文学科相结合，可谓别具一格。此外，该书还具有图文并茂、文笔生动流畅等特点，是一本在国内精神医学界或人文领域难得、少见的跨学科读物，值得一读。愿此书的出版能为国内的精神卫生工作者以及对"疯狂"有所探索的同道们带来帮助与启迪。

2014 年 7 月

目录 | Art and Psychiatry 艺术与精神医学

导言 /001

第1章　艺术中的诸多学问

一、艺术的起源与本质 /004

　　1．模仿说 /005

　　2．游戏说 /006

　　3．表现说 /006

　　4．巫术说 /007

二、艺术表现的门类 /009

三、艺术表现的风格 /010

　　1．美术风格 /011

　　2．音乐风格 /021

第2章　美与美学思想

一、美的概述 /031

二、美的分类 /035

三、美的作用 /037

第3章　艺术家独特的创作与解析

一、古希腊罗马时期的美术作品 /044

　　1．尼俄柏的痛苦 /044

　　2．美杜莎的头颅 /045

3．希波克拉底的体液说 /045

二、中世纪的美术作品 /046

　　1．疯癫的治疗 /046

　　2．愚人的流放 /047

　　3．癔症的流行 /047

三、文艺复兴时期的美术作品 /048

　　1．修道士的《巫术之锤》/048

　　2．丢勒的自画像 /049

四、近、现代的美术作品 /049

　　1．圣特雷萨的幻觉 /049

　　2．贝特莱姆医院的疯子 /050

　　3．戈雅的疯人屋 /050

　　4．法国医生比奈的革命 /051

　　5．凡·高的星光灿烂 /052

　　6．蒙克的呐喊 /057

　　7．达利的"偏执狂" /059

第4章　西方美术与精神病理现象

一、分裂混乱的世界 /070

　　1．希罗尼穆斯·博斯的世界 /070

　　2．路易斯·韦恩的猫 /071

二、躁狂抑郁的世界 /072

三、焦虑不安的世界 /073

四、自恋的世界 /074

五、精神病艺术 /076

六、原生艺术／边缘艺术 /078

　　1．原生艺术 /078

　　2．边缘艺术 /079

第5章 美术治疗

一、美术治疗的历史 /086
二、美术治疗的定义 /087
三、美术治疗的现状 /089
四、美术治疗的相关问题 /090
    1. 美术治疗师的资质 /090
    2. 美术治疗师的督导 /091
五、美术治疗的实践 /091

第6章 音乐治疗

一、音乐的功能 /099
二、音乐治疗简史 /105
    1. 19世纪至20世纪50年代的美国音乐治疗史 /106
    2. 20世纪50年代至今的美国音乐治疗史 /108
    3. 中国音乐治疗的兴起与现状 /109
三、音乐治疗的定义 /111
四、音乐治疗的形式以及相关问题 /112
    1. 音乐治疗的形式与类型 /112
    2. 音乐治疗的对象 /113
    3. 音乐治疗师的资质 /114
五、音乐治疗在国内的精神病医院 /114

后记一 /123
后记二 /127

导 言

徜徉在精神医学的艺术中

正当我的处女作《文化与精神医学》脱稿付梓之际,我有幸获得法国驻中国大使馆提供的奖学金再赴美丽的法兰西,深入考察法国的精神卫生服务体系。在访法的"蜜月"期(详见"一位精神科医生的旅法散记",《侨时代》,2013,1:76-77),我不仅领略了法国精神医学独有的魅力,也再次深刻体会到精神医学的艺术性。例如,无论是拉罗什市中心举办的精神障碍患者艺术画展,还是在鲁贝,由精神障碍患者自己建立的广播电台,既让我"看"到了他们的心灵之美,又让我"听"到了他们的心灵之声。这种"看"与"听"绝非本人出现了幻觉,而好似进入了一种"空山不见人,但闻人语声"的意境,这是一种心灵与心灵的共鸣。这些艺术既流露出人性的压抑与苦闷,又将人的灵性不断释放与升华,进而重构自我的心理结构,并与药物治疗相辅相成,共同促进精神障碍患者的康复。

短暂的访法期间，我在法国精神病医院联合会主席伊凡·阿利米医生的陪同下先后参观了奥赛博物馆、罗丹博物馆和蓬皮杜艺术中心，还独自拜访了卢浮宫、凡尔赛宫和大皇宫等众多博物馆。这些游历，不仅使我对精神障碍患者有了更广、更深的理解，对艺术与审美，对孤独与激情亦有了更难得的感悟，尤其是在刹那间洞见永恒之美，在瞬息间中共情异常心理。

在当下精神医学脑（brain）与心灵（mind）的二分法中，前者从自然科学出发，对应于"受损的机器"，由基础科学构成，包括分子遗传学、神经影像学和精神药理学等；后者则以人文学科为背景，对应的是"受苦的人类"，与社会科学密切相关，包括人类学、社会学、流行病学、心理学与心理治疗。[1]前者的研究比比皆是，相应的著作犹如雨后春笋令人羡慕；而后者的探索（尤其是人文学科与精神医学）寥若晨星，出版物亦萧瑟冷清、相对匮乏。究其原因，一来可能是深受世界生物精神医学的影响，二来可能是我国以往的医学教育缺乏人文学科的熏陶与培养，以及缺乏独立的哲学思考与批判。

然而，要探究"存在着"的人，就不能不面对心灵、灵性等问题。由此我萌发了继续沿着探讨心灵的路径撰写系列作品的想法。尽管这条"山间小路"蜿蜒起伏，但它无论是朝阳，还是晚霞，皆充满泥土的清新和花草的芬芳，笼罩在或静谧或孤寂的氛围当中，在当下这个充满烦杂、喧哗的社会更令人心驰神往。同时，这亦算作是一名拥有人文情怀的精神科医生对专业怀揣的拳拳之心和真情之意。于是，继《文化与精神医学》之后，我"磨剑"几载，又有了这本《艺术与精神医学》呈现给广大的精神卫生工作者以及人文学者，撰写这本书主要目

---

[1] 李洁、赵旭东著："第二届世界文化精神医学大会介绍"，《中华精神科杂志》，2010年，43（2）：121–122。

的有三点。

一是通过西方艺术史展现与精神医学相关的内容。在西方艺术史中，不少艺术家通过他们的作品让人们直观地感受到存在着的孤独与忧郁、分裂与混乱的世界以及病理性焦虑等，从而使我们从意义心理学的视角理解"疯狂"，而非仅从描述性精神医学、循证医学的角度发现和治疗"疯狂"。或者说，通过艺术形式深刻地反映出人们内在的精神世界。当然，这也包含复杂的、异常的精神病理世界。例如，尼德兰画家博斯的作品让我们看到了分裂的人物置身于大千世界中；挪威表现主义大师蒙克的绘画流露出忧郁与焦虑，尤以《呐喊》盛名于天下，表现出人存在着的本体焦虑；瑞士雕塑家贾科梅蒂的雕塑让观众在时空中深刻体会出，人类存在的孤独、脆弱以及行将消亡的幻灭感（图"导言"1）；英国画家韦恩的系列绘画"猫"，则真实、细致地反映出画家本人从正常心理状态过渡到精神病理状态的全过程。

从人类浩瀚跌宕的文明史来看，某种程度上"疯狂"不仅是文明下的产物，更向世人流露甚至展示出精神障碍患者的梦境、错觉、幻觉、非理性以及无意识（又译潜意识）。"疯狂与一般肉体疾病有所不同，因为它显示出一个在这些疾病中不会出现的真相：它使得一个内在世界得以突然显现。这个世界充满了恶劣的冲动、变态、痛苦和暴戾。"[1] 可以说，艺术是反映人类精神风貌和时代特征的一面镜子。正如英国当代著名艺术史学者修·昂纳等在其皇皇巨著《世界艺术史》中所说："在人类社会，艺术形式成为信仰与仪式、道德与社会规范、魔术或科学、神话或历史中复杂结构中的一部分。"[2] 因此，在通过艺术向世人展示其精

---

[1] 米歇尔·福柯著：《古典时代疯狂史》，林志明译，生活·读书·新知三联书店，2005年，第721页。

[2] Honour H. & Fleming J., *A World History of Art*. Laurence King Publishing, London, 2005, pp. 2.

神风貌或复杂结构的同时，也常常折射出与"疯狂"有关的种种影像。无论是纵观远古、中世纪，再到现代、当代的艺术作品，还是鸟瞰古埃及、古希腊罗马乃至亚洲和非洲的艺术，无不承载着精神病理的信息和心灵的苦难。

以上这些都为我们精神科医生、护士，临床心理学工作者等精神卫生工作者从视觉而非文字角度探查精神病理现象以及人生存的状态提供了难得宝贵的丰富资料。

二是艺术不仅在于模仿，更注重创新。一些艺术家借用精神障碍患者的"旧逻辑"（paleologic）进行创作，希冀显示出标新立异[注一]，这以西班牙超现实主义画家萨尔瓦多·达利尤为突出。在他看来，所有的人在疯狂中都是平等的，而疯狂则构成了人类精神的共同基础。他在《记忆的永恒》中展示了类似精神分裂症患者具有的感知综合障碍，[1]这幅油画极具表现力，将梦境、无意识揉入绘画之中，成为他的得意之作（"导言"图2）。又如，比利时画家勒内·马格利特的《错误的镜子》幻觉般地折射出他"感受到"的世界（"导言"图3）。甚至来自精神障碍患者、儿童和少数族群的艺术作品逐渐嬗变为一门艺术流派，即原生艺术（art brut）或边缘艺术（outsider art），这一流派包含着原始主义的思想，尽管他们的作品出自非主流、非学院派，有时在技法上不乏天真、稚嫩、欠雕琢，但仍不时会闪烁出艺术的真谛与思想的光芒。甚至一些机构、协会举办精神障碍患者的艺术作品展，其中不乏一些独具匠心、充满非凡魅力的艺术作品。

三是艺术不仅能再现人生、升华人生，也能舒缓人的压力、慰藉人的心灵、疗治人的创伤。可以说，艺术不仅能让人们赏心悦目、动情悦

---

[1] 李洁著："超现实主义画家萨尔瓦多·达利（1904–1989）"，《神经疾病与精神卫生》，2005年，5（2）：160–161。

导言

耳，而且通过艺术还能帮助人们释放各种心理压力，升华压抑已久的冲动与情欲。早在我国春秋时期（公元前770—前476）的古籍《管子·内业》中就写道："止怒莫若诗，去忧莫若乐。"① 足可见诗歌和音乐在心理健康中的作用。而在古希腊哲学家亚里士多德看来，② 欣赏悲剧有"陶冶情操"、"宣泄情绪"的作用，聆听音乐则能增强人们的快感。德国悲观主义哲学家叔本华也曾说道："音乐可以作为医治我们痛苦的万应仙丹。"③ 而在叔本华的后继者哲学家尼采看来，希腊人特别敏感于细微而深刻的痛苦，但通过艺术却让希腊人战胜了对生活的恐惧感和厌烦感，从而使他们获得新生。法国哲学家米歇尔·福柯则说："自文艺复兴以来，音乐重新获得了古人论述过的各种医疗能力。音乐对疯癫的疗效尤其明显。"④ 由此，通过艺术不仅有助于宁心静气、消遣娱乐，更能让人们深刻地表现自我、认识自我，从而促进自我的健康发展，沉浸于艺术中，甚至更能激荡人的心灵。不少古典音乐爱好者在聆听奇普里安·波隆贝斯库（注二）的一首短短数分钟的小提琴独奏曲《叙事曲》时，无不为其音域的宽广跌宕起伏、音色的优美、缠绵凄楚而动容、共鸣，既而落泪，一种哀婉忧伤的感觉涌上心头，现实的哀伤随着艺术的凄美共鸣而得以排遣、升华，这足见艺术的震撼力与功力！

美术治疗（art therapy）一词最早源自英国艺术家、教师阿德里安·希尔（Adrian Hill，1941）用来治疗结核病患者，后来应用于其他患者。在美国同时代则有玛格丽特·南伯格（Margaret Naumburg，1947）受到精神分析的影响，运用美术治疗精神障碍患者。之后不少

---

① 《管子》，房玄龄注，上海古籍出版社，1989年，第154页。
② 亚里士多德著：《诗学》，罗念生译，人民文学出版社，1962年，第18–24页。
③ 叔本华著：《作为意志和表象的世界》，石冲白译，杨一之校，商务印书馆，1982年，第362页。
④ 米歇尔·福柯著：《疯癫与文明》，刘北成、杨远婴译，生活·读书·新知三联书店，2012年，第168页。

国家相继成立有关的治疗协会开展美术治疗，如英国美术治疗师协会（1964）、美国美术治疗协会（1969）等。近年来，国内美术治疗、音乐治疗以及戏剧治疗等多种形式的艺术治疗方兴未艾，共同造福于精神障碍患者，促进其心理社会康复。正如国内有学者说："自'文明'发端，舞蹈、音乐、美术、戏剧等就相继登场，且被用于一些民俗治疗；中国传统文化高度重视'琴棋书画'等自我修养方法，也是充分了解与应用了艺术的身心灵治疗潜力。"[①] 可以说，以上这些都再次印证了精神医学既是科学，又是艺术的真谛。换言之，精神医学不仅是逻辑的、循证的，也是情感的、直觉的，在其背后乃是脑与心灵的交汇，科学与艺术的融合。意大利哲学家、美学家克罗齐认为人类的知识包含两种形式，即直觉与逻辑。显然，精神医学就是两种知识相结合的载体。它既客观又主观，前者是因果般的解释（erklären），群体式的循证，源自临床观察、实验检查以及科学论证；后者则为意义般的理解（verstehen），个体式的感受，依赖于对人性富有睿智的感悟与见地。正如美国哈佛大学医学院一位精神科教授（Brendel DH，2009）的观点：精神医学是一门特殊的学科，它既要重视科学，又要关注人文价值。精神科医生总是要面对整合科学方法与人文方法的挑战，唯有坦然面对这种挑战，方可使我们认识一个"完整的"人，并给予关爱。

尤其让我难忘的是，中华医学会精神科学会第一届委员会主任委员张明园教授早在第一次全国精神科学会大会上（1994）曾说过："精神医学是一门牵涉多学科内容的专科，它不仅涉及医学，还涉及心理学、社会学、人类学等等其他学科。"[②] 亦正如《斯堪的纳维亚精神医

---

① 岚心译序：《艺术治疗入门丛书：美术治疗》，中国轻工业出版社，2010年，第Ⅰ–Ⅲ页。
② 张明园著："我国精神医学发展的新阶段——在中华医学会精神科学会第一次全国大会上的讲话"，《上海精神医学》，1994年，新6（3）：127–128。

学学报》特邀客座编辑波微格（Bolwig TG，2006）所言："当今的精神医学处在一个巨大科学成就的时代，但仍需要从人文科学和艺术中汲取洞察力，这是因为它们通过截然不同的视角能弥补医学科学和技术的不足。"① 时至今日，这些话听来仍备感亲切、历久弥新，依然具有重要的现实指导意义。尤其是，医治人类心灵创伤、缓解人类心灵痛苦的精神卫生工作者有时不免出现与来访者共情而引起的负性情绪或因工作劳顿而产生职业倦怠。作为"理念的感性再现"——美，尤其是高于自然美的艺术美更能让人们"完全超越生活需要、必然性和依存性的领域"。② 或者说，我们在生活中学会感受美、欣赏美（"保持美感"③ 抑或是"终其一生，我们不要失去美的信仰"）④ 甚至活出一种优雅与美，无疑会有助于促进心理健康，进而在现代尘嚣中远离精神的迷失与异化，甚至成为"自我赎救的依托"，以避免自我伦理的失落。⑤ 例如，无论是聆听莫扎特的 G 大调弦乐小夜曲(注三)、欣赏王维的佳作《山居秋暝》(注四)，还是体会列维坦的油画《墓地上空》（"导言"图 4）(注五)、弗里德里希的油画《迷雾中的流浪者》(注六)，这些皆能让笼罩在人躯壳里的精神在凡尘中喜悦、淡定、从容或超脱，难以名状的美浸透着人的心灵，乃至它们能够挣脱现实的羁绊、"荡涤心灵的尘埃"(注七)。换言之，感受美、欣赏美或成为审美的人则让我们"由能空、能舍，而后能深、能实，然后宇宙生命中一切理一切事无不把它的最深意义灿然呈露于前"。⑥ 按

---

① Bolwig TG, "Psychiatry and the humanities". *Acta Psychiatr Scand*, 2006, 114: 381-383.
② 黑格尔著：《美学》，第一卷，朱光潜译，商务印书馆，1996 年，第 313 页。
③ 高尔太著：《论美》，甘肃人民出版社，1982 年，第 63 页。
④ 蒋勋著：《艺术概论》，生活·读书·新知三联书店，2000 年，"序言"。
⑤ 王柯平总序：美学·设计·艺术教育丛书《美学入门》，四川人民出版社，2008 年，第 1 页。
⑥ 宗白华著：《美学散步》，上海人民出版社，1981 年，第 30 页。

照我国美学泰斗朱光潜先生的观点，唯有美化人生，方可净化人心，他甚至还说过："文艺是解放情感的工具，就是维持心理健康的一种良剂。"①

当今浮躁、驳杂的社会更是如此。依我之见，在物质主义盛行的当下，以生命至上为宗旨的医学界更需要一方以人为本的净土，既能用广博的知识与精湛的技能对待患者，又能以大爱之心和体贴入微善待病人，甚至更要"尊重人的心灵"。②在喧闹的当下，我们仍需要遵循一个多世纪前现代临床医学之父奥斯勒医生的那种精神——"守住一片纯良的宁静"^{（注八）}，而我们自身的不断学习、修炼和人文素养的提升，既是我们能够宁静、追求灵性健康（spiritual health）的前提，亦是我们培育"尊重、理解、关爱"精神障碍患者的肥沃土壤。

由此，本人继续沿着交叉科学的道路深入探索精神医学、拓展人文领域，旨在为精神科医生、护士，临床心理学工作者，社会工作者以及探索"疯狂"的人文学者提供一些帮助与启迪，试图在"两种文化"^{（注九）}——人文学科与精神医学之间架起一座桥梁，让我们通往描述性精神医学和循证精神医学难以抵达的"神悟"之路^{（注十）}。

于巴黎塞纳河左岸

---

① 朱光潜著：《文艺心理学》，漓江出版社，2011年，第123页。
② 约翰·罗贝尔著：《静谧与光明》，成寒译，清华大学出版社，2010年，第18页。

注 释

注一：在美国著名精神医学家、心理学家西尔瓦诺·阿瑞提看来，精神病患者尤其是精神分裂症患者的思维方式不同于常人，这种不同的思维方式具体表现为逻辑上的混乱（作者称之为"旧逻辑"），并未遵循普通的逻辑学规律。或者说，这些患者遵循的是冯·多马鲁斯原则而非亚里士多德的逻辑原则。（参见 S. 阿瑞提著：《创造的秘密》，钱岗南译，辽宁人民出版社，1987 年，第 84-106 页。）

注二：奇普里安·波隆贝斯库（Ciprian Porumbescu，1853-1883），罗马尼亚作曲家、小提琴家。系罗马尼亚现代音乐的奠基人之一，代表作品有歌剧《新月》和小提琴独奏曲《叙事曲》等。

注三：沃尔夫冈·阿玛多伊斯·莫扎特（Wolfgang Amadeus Mozart，1756-1791），奥地利作曲家、维也纳古典乐派的代表人物之一。在他短暂的一生中，不仅创作出让世人非常喜爱的《G 大调弦乐小夜曲》（Eine Kleine Nachtmusik，KV525）、《土耳其风格的回旋曲》（Rondo. Alla Turca，KV331）等乐曲，还创作出《费加罗的婚礼》、《唐璜》和《魔笛》等极具影响力的歌剧。虽然莫扎特的生命短暂，但他的音乐魅力无穷、曼妙无比，这"不仅在于迷人的完美形式，更因为其对生命的了悟、对男性和女性透彻的认识，以及对人性深刻的理解。"（参见大卫·凯恩斯著：《莫扎特和他的歌剧》，谢瑛华译，上海三联书店，2012 年，第 11 页。）当然，亦离不开他良好的心理健康水平。窃认为，精神卫生工作者应该了解这位"百年一遇"的天才及其音乐，因为在这位"音乐神童"看来，音乐就是和谐地表现了优雅健康的生活。

注四：王维（701-761）：字摩诘，唐代诗人、画家。工书画，兼通音乐与佛学等，有"诗佛"之称。宋代文学家、书画家苏轼称赞他的作品"诗中有画，画中有诗"。《山居秋暝》"诗中有画"，具有"静远空灵"之意境，耐人寻味。

山居秋暝

王维

空山新雨后，天气晚来秋。

明月松间照，清泉石上流。

竹喧归浣女，莲动下渔舟。

随意春芳歇，王孙自可留。

注五：伊萨克·列维坦（Isaac Levitan，1861-1900），俄国风景画家，巡回展览派成员之一。其作品大多描绘俄罗斯的大自然景物，用笔洗练，色彩鲜明丰富，"画中有诗"。

注六：卡斯帕尔·达维德·弗里德里希（Caspar David Friedrich，1774-1840），德国浪漫主义风景画家、雕塑家。其作品多出自冥想，带有冷寂虚幻的情调以及充满宗教的氛围。

注七："荡涤心灵的尘埃：清尘雅琴"是由新加坡净宗学会2004年制作发行的现代佛教音乐专辑。该作品将现代钢琴、古典吉他与悠扬的长笛等乐器有机结合，把律动的音符、优美的音质以及扣人心弦的旋律呈现于凡尘，演绎出如痴如醉的情醇之美。

注八：威廉·奥斯勒（William Osler，1849-1919），出生于加拿大的杰出医生与教授，活跃于加拿大、美国与英国等国。他堪称临床医学的泰斗、医学教育的始祖。奥斯勒不仅是位真正的临床大家（首创床边教学的理念，著有《医学原则与实务》经典巨作），更是将古典人文中的隽语箴言融入医道，直面人生真、善、美。其《生活之道》（邓伯宸译，广西师范大学出版社，2007年）实乃医学界不可多得、历久不衰的上乘之作。

注九：《两种文化》为英国科学家、小说家斯诺（Charles Percy Snow，1905-1980）所作的一本名著。斯诺在该书中指出，人文学者与科学家之间存在着不少误解，甚至是相互憎恨与厌恶，其背后则反映出人文科学与自然科学之间的鸿沟，他说："两种文化不能或不去进行交流，那是十分危险的"，它将有损于人类社会的进步与发展，应弥合这两种文化之间的巨大裂缝（参见斯诺著：《两种文化》，纪树立译，生活·读书·新知三联书店，1994年，第1-100页。）

注十：王国维（1877-1927），字静安，号观堂。近代学者、文艺评论家。其才华横溢、涉猎广泛、成就卓著，堪称一代国学大师。1927年投湖自尽。他在《人间词话》中写道："词人想象，直悟月轮绕地之理，与科学家密合，可谓神悟。"（参见王静安先生著：《人间词话》，四川人民出版社，1981年，第62页。）

第 1 章
艺术中的诸多学问

第 1 章 艺术中的诸多学问 | Art and Psychiatry

近几年，本人有幸数次造访意大利首都罗马，每每被其艺术杰作所折服。如古罗马的圆形大剧场、万神殿、四河喷泉、圣彼得大教堂等皆表现出独特的艺术风格，特别是在罗马城中的西斯廷大教堂有一幅米开朗基罗举世闻名的巅峰之作《创世记》，主要描绘了造物主创造世间万物，也包括人类始祖亚当、夏娃的故事。

通过亚当、夏娃的故事折射出人类缔造艺术的过程。可以说，自人类远祖进化之日起亦逐步成为艺术的缔造者，因为人类在其实践活动中渐渐具备了创造符号和运用符号的能力。在《创世记》的故事中夏娃听信蛇的谗言，与亚当一起偷吃了禁果（所谓的"智慧果"），尽管禁果甘甜美味，却让他们懂善恶、辨真伪、知羞耻。于是，夏娃便用无花果叶子编成了裙子，并拿根藤条围系在腰间（图 1.1）。(注一) 这难道不是人类最早的遮羞符号吗？在人类文明史上，虽然古希腊人（据说古希腊男子操练时都是裸体）或是现代裸体主义者皆有崇尚裸体的理念，或者说他们并不喜欢这块"遮羞布"，尽管时常有人或是一些亚文化以"裸体文化"的方式向世俗社会、主流文化挑战，但迄今为止，这块"遮羞布"依旧是人类与其他动物的主要区别之一。因此，无论是19世纪法国艺术评论家丹纳还是美国当代著名文化学者威廉·弗莱明等学者都认为，艺术是人类历史进程中的一面镜子，真实地再现了人类发展的各种轨迹。或者说艺术伴随着人类及其创造的文明演进而发展，犹如滔滔江河，虽有时蜿蜒曲折，但依然滚滚向前。

那么，什么是艺术？它的起源与本质又是什么？我认为，作为知识分子，尤其是治疗人类心灵苦难与创伤的精神卫生工作者，应该对艺术有所了解，有所感受。因为爱好艺术是人的本性，通过凝神观照、屏气倾听，甚至是通过某些艺术的"宣泄"，对人的心灵产生净化作用，从而有助于心理健康。或者说："艺术是人类的一种正常的和必需的行为，就像其他普通又普遍的人类职业和使人专注的事情，如交谈、工作、锻炼、游戏、社会化、学习、爱与关心一样，应该在每个人身上得到认识、鼓励和发展。"[1] 接下来就让我们来了解艺术吧。

一、艺术的起源与本质

1940年，在法国西南部多尔多涅省的蒙蒂亚克东南附近，一帮男孩为了寻找他们走失的小狗，却在拉斯科岩洞中无意间发现了人类历史上最为著名的旧石器时期（经过碳元素测定，这些洞穴画创作于公元前

---

[1] 埃伦·迪萨纳亚克著：《审美的人》，户晓辉译，商务印书馆，2004年，第312页。

15000—前10000年）彩色洞穴绘画，洞中充满各种栩栩如生的动物图案。其中，以一幅高大威猛的公牛画像最负盛名（图1.2）。在西班牙北部阿尔塔米拉石窟亦有类似的雕刻与绘画。可以说，"这些逼真的绘画中所体现的凌厉之力是后世文明社会的人们永远无法超越的"，[1]令无数艺术家折服。研究艺术史的德国学者格罗塞告诉我们："艺术的起源，就在文化起源的地方。"[2]毫无疑问，这些洞穴艺术从人类学的视角折射出远古人的狩猎文化，反映出远古人与自然共存、与自然抗争的理念，反映出远古人在艺术中的表现力与审美力。然而，由于人类对其远古的历史了解不多，艺术资料掌握不足，于是对艺术的起源提出了以下主要假说。

1. 模仿说

以古希腊哲学家亚里士多德为代表。素有百科全书之称的哲学家亚里士多德在其体现美学思想的《诗学》中认为，"史诗和悲剧、喜剧和酒神颂以及大部分双管箫乐和竖琴乐——这一切实际上是模仿"，[3]只不过是模仿的媒介有所不同。有些用色彩与姿态模仿，有些用声音模仿，有些则用语言来模仿。这些模仿不仅揭示出事物的内在本质与规律，同时亦增加了人们的快感或使其情感得到净化、宣泄，艺术便由此诞生了。正如另一位古希腊哲学家德谟克里特告诉我们："从蜘蛛那里我们学会了织布和缝补；从燕子那里学会了造房子；从天鹅和黄莺等歌唱的鸟那里学会了唱歌。"[4]人们不仅常常被那夜莺悦耳动听的鸣叫声所触动，亦往往用"天籁之声"来称赞歌唱家那优美动听的歌喉。

---

[1] 威廉·弗莱明、玛丽·马里安著：《艺术与观念》，宋协立译，北京大学出版社，2008年，第2页。
[2] 格罗塞著：《艺术的起源》，蔡慕晖译，商务印书馆，1984年，第26页。
[3] 亚里士多德著：《诗学》，罗念生译，人民文学出版社，1962年，第3页。
[4] 北京大学哲学系外国哲学史教研室编译：《古希腊罗马哲学》，商务印书馆，1961年，第112页。

2. 游戏说

以德国诗人、剧作家弗里德里希·席勒（Friedrich von Schiller，1759—1805）为代表。他在《审美教育书简》中指出："说到底，只有当人是完全意义上的人，他才游戏；只有当人游戏时，他才完全是人。"[①]他认为，当人出现游戏冲动时，可以产生一种活的形象（艺术的本质），这种形象是在感性冲动与理性冲动之间、在物质过程与精神过程之间形成的一个集合体，它体现出一种自由创造的精神。进而他对比了古希腊人与古罗马人，认为古希腊人才是完整意义上的人（与席勒同时代的雪莱便在诗中吟道"我们都是希腊人"）。他们既能统一丰富的形式与内容，又能兼顾理性与情感。他们通过文明的竞赛方式展示力量、速度与灵巧，而古罗马人则喜欢在斗兽场观看人与动物血淋淋的生死搏斗。前者在优美中寻欢，后者则在野蛮中作乐；前者是在满足他们的游戏冲动，后者则割裂了感性冲动与理性冲动之间的联系。后来英国哲学家赫伯特·斯宾塞（Herbert Spencer，1820—1903）进一步发挥了席勒的游戏说，认为只有当人充满了剩余的精力后才能进行游戏冲动（精力过剩说），故在美学史上又有席勒-斯宾塞游戏说之称。

3. 表现说

以英国浪漫主义诗人珀西·雪莱（Percy Bysshe Shelley，1792—1822）、俄国文学家列夫·托尔斯泰（1828—1910）和意大利美学家贝奈戴托·克罗齐（Benedetto Croce，1866—1952）等艺术大师为代表。在诗人雪莱看来："它们（艺术）仅仅是人的内在力量的不同表达，这种表

[①] 弗里德里希·席勒著：《审美教育书简》，冯至、范大灿译，北京大学出版社，1985年，第80页。

达随个体或社会群体的情境而变迁。"① 例如,雪莱分析了古希腊雕塑作品尼俄柏（注二）（见第3章），通过这尊富有诗意、和谐秀美的雕塑，深刻地表现出人物内心的一种凄美。列夫·托尔斯泰认为，真正的艺术是通过创造者的心灵而产生的一种对生命意义的重新阐释；而美学家克罗齐则说艺术就是直觉，就是表现，或者说艺术"能把心灵中的复杂状态尽量表现出来"。②

4. 巫术说

以英国人类学家爱德华·泰勒（Edward Burnett Tylor，1832–1917）、詹·弗雷泽（James George Fraze，1854–1941）等学者为代表。泰勒在其代表作《原始文化》一书中指出，有一种人类智慧，虽然反映了人类的愚钝，曲解了事物之间的本质联系，但它却运用了联想力，满足了人们的一些愿望，且预示了一些现象，即巫术的思想。例如，无论远古抑或现代皆有民俗认为：用一根绳子连接两件事物（现实的事物与想象的事物），这两件事物便会在现实生活中产生一定的联系。弗雷泽在其皇皇巨著《金枝》中认为："巫术是一种伪科学，也是一种没有成效的技艺。"③ 同时，弗雷泽进一步将巫术分为以相似律为法术的"顺势巫术"和以接触律为法术的"接触巫术"，并指出在欧洲古代许多地方，人们通过跳舞或称舞蹈艺术这种"方式"促使庄稼长得更高些。而德国艺术史家格罗塞则认为，没有一种原始艺术能像舞蹈那样具有高度的文化含义。原始人类"要举行跳舞以恐吓或谄媚幽灵和恶

---

① 雪莱著：《雪莱散文》，徐文惠、杨熙龄译，人民文学出版社，2008年，第31–32页。
② 克罗齐著：《美学原理》，朱光潜译，外国文学出版社，1983年，第20页。
③ 詹·弗雷泽著：《金枝》，徐育新、汪培基、张泽石译，汪培基校，中国民间文艺出版社，1987年，第19–20页。

魔"。① 法国音乐理论家保·朗多尔米也认为，音乐的产生是与巫术活动和宗教仪式联系在一起的。显然，这些观点都认为，艺术的起源可能与原始人类进行的巫术活动关系密切。

当然，关于艺术起源的假说不止这些，还包括"劳动说"、"遗忘记忆说"等等，在此就不逐个介绍了。

英语、法语中的艺术一词（art）源自拉丁语 ars，含有装配、下功夫的意思；在希腊语中艺术（téxvη）则指某种"技艺"；而德语中艺术（künst）也包含某种熟练的技术。从 17 世纪伊始，艺术一词渐渐从一般技术或技艺中脱离出来。例如，一般的修理工和搬运工就不列在艺术的领域中，或者说"单纯的技能不构成艺术"，② 艺术突出了优美的成分，甚至要有爱的情感在内，所以又统称为美的技术（fine art）。德国古典哲学的奠基人康德亦强调了艺术内涵中的审美性，或者在康德看来，如果硬要说艺术是一种技艺的话，那也一定是美的技艺。其后，德国悲观主义哲学家叔本华认为，艺术是人类通过纯粹观审而复制出的一种永恒理念。可以说艺术乃是心灵的一种创造。这种创造在德国哲学家黑格尔看来，是要通过各种媒介展示出一种内在的不可或缺的生气，展示出丰富的情感与深邃的灵魂，展示出气韵生动、雄健有力的风骨，乃至反映出时代特征的精神风貌。在列夫·托尔斯泰看来，艺术是人类传播重要情感的活动，这种活动就是"一个人通过某些外在的标志，有意识地将自己体验过的情感传达给其他人，使他人受到感染，体验到这种情感"。③而按照英国诗人、文艺批评家赫伯特·里德（Herbert Read，1893–1968）

---

① 格罗塞著：《艺术的起源》，蔡慕晖译，商务印书馆，1984 年，第 168 页。
② 约翰·杜威著：《艺术即经验》，高建平译，商务印书馆，2010 年，第 166 页。
③ 列夫·托尔斯泰著：《托尔斯泰论文艺》，熊一丹译，金城出版社，2011 年，第 45 页。

的看法,"艺术往往被界定为一种意在创造出具有愉悦性形式的东西"。①通俗地说,艺术一般是指以实现审美价值为目的的技术,②其目的在于满足人们的美感,或是"唤起某种情感",③或是克服人们的恐惧感、解除人们"荒谬的厌烦感"。④

概括而言,艺术是人类社会的表现产物。它既可以临摹自然反映真,也可以提升道德体现善,还可以显露心灵展示美。

二、艺术表现的门类

每一种艺术门类都有各自展示的媒介作为表现形式,而媒介可以是语言、声音、钢铁甚至是人本身。英国美学家伯纳德·鲍山葵(又译鲍桑葵,Bernard Bosanquet,1848—1923)曾说:"任何艺人都对自己的媒介感到特殊的愉快,而且具有赏识自己媒介的特殊能力。"⑤其实早在两千多年前,亚里士多德就比较系统地对艺术门类进行了阐述。他指出,画家和雕刻家用颜色和姿态创造形象,而诗人、演员和歌唱家用声音来表现艺术。一般说来,最初的艺术包括绘画、雕塑、诗歌、音乐以及建筑。之后,德国哲学家康德在其"第三批判"即《判断力批判》中把艺术分为三种不同类型的艺术:语言艺术(演讲术和诗艺)、造型艺术(雕塑、建筑和绘画)和感觉美的游戏艺术(音乐和色彩艺术)。而黑格尔在其巨著《美学》中也提出了三种不同类型的艺术,但它们是从低级

---

① 里德著:《艺术的真谛》,王柯平译,辽宁人民出版社,1987年,第2页。
② 参见竹内敏雄主编:《美学百科辞典》,池学镇译,陈百海、凌家民校,黑龙江人民出版社,1986年,第133—135页。
③ 罗宾·科林伍德著:《艺术原理》,王至元、陈华中译,中国社会科学出版社,1985年,第31页。
④ 尼采著:《悲剧的诞生》,刘崎译,作家出版社,1986年,第43页。
⑤ 鲍山葵著:《美学三讲》,周煦良译,上海译文出版社,1983年,第31页。

形态向高级形态转化，亦即从物质成分向精神成分转化。①

（1）体现物质压倒精神的象征型艺术：以建筑为代表。主要见于东方民族的艺术，如古埃及和古印度的艺术。

（2）体现物质与精神和谐统一的古典型艺术：以雕塑为代表。如古希腊的雕塑达到了物质与精神的高度统一。

（3）体现精神超越物质的浪漫型艺术：以绘画、音乐和诗歌为代表，以现代欧洲的艺术为典范。

通常，艺术门类也可分为时间艺术：包括诗歌、音乐等，亦称之为运动的艺术；空间艺术：雕塑、建筑（三维艺术）和绘画（二维艺术），又称之为静止的艺术；时空艺术：舞蹈、哑剧等，为动静结合的艺术。所要说明的是，这些艺术门类并非泾渭分明，它们时常相互影响、彼此渗透，如建筑中可见雕塑与绘画，诗中可见画，画中可见诗或配乐诗朗诵，皆为相互映衬的艺术结晶。

显然，不同的学者对艺术门类的分类有着不同的看法。甚至，在克罗齐看来，既然艺术是人内心的直觉表现，那么，采用什么媒介展示就不重要，甚至多余，从而并不赞成对艺术门类的分类。

三、艺术表现的风格

艺术通过不同的媒介展现出一个时代的风貌、一个民族的性情以及创作者个人的不同气质即为艺术风格，它体现出一种特殊的品质。为了与本书后几章相呼应，在此主要介绍西方美术和西方音乐[注三]的表现风格。

---

① 黑格尔著：《美学》，朱光潜译，商务印书馆，1996年，第87–114页。

第 1 章　艺术中的诸多学问　Art and Psychiatry

1. 美术风格

美术又称为造型艺术、空间艺术和视觉艺术，包括绘画、雕塑和建筑等。从远古至今大致经历了数十种不同的美术风格，现分述如下：①

（1）原始艺术：史前时代的原始民族或现存的尚未开化的民族的美术，包括旧石器时代、中石器时代和新石器时代的美术作品。在旧石器时代（距今约 250 万年至距今约 1 万年），以使用粗糙的打制石器为标志，其艺术以法国、西班牙的洞穴动物壁画流存后世。中石器时代（距今 1.5 万至距今 1 万年或 8 000 年），其艺术以带有抽象花纹的石片流存后世。新石器时代（距今 8 000 年至距今 5 000 多年或 2 000 多年），出现了原始农业、畜牧业和手工业，其艺术以彩陶为主要特征。

（2）古希腊艺术：在世界众多璀璨夺目的文明中，古希腊人最先在艺术中树立了美的理念。其艺术风格包括古风时代、古典时代和希腊化时代的美术作品。在古风时代（公元前 7 世纪中叶至公元前 6 世纪），建立了具有希腊风格的神庙，以流传至今的多利斯柱和爱奥尼亚柱而著称，其陶器工艺亦颇为发达。在古典时代（公元前 5 世纪末至公元前 4 世纪），除了创立了一个更富有装饰性的科林斯柱之外，最主要的是，建立了世界上久负盛名的帕特农神庙，其建筑设计体现了美学上的"黄金律"（即"黄金分割"）以及装饰体现了人文主义思想，代表了古希腊建筑艺术的巅峰。除此之外，希腊雕塑、绘画与瓶画皆达到了炉火纯青的地步，令后人难以逾越。的确，我们看到在帕特农神庙附近的厄勒忒奥神庙，尽管残垣断壁，但却依旧宏伟壮观、极为典雅（图 1.3）。在希腊化时代（公元前 323 年至公元前 30 年），艺术家们更加刻意炫耀他们的精湛技艺，其浮华与象征的艺术特征不仅弥漫着整个希腊，亦影响了

---

① 竹内敏雄主编：《美学百科辞典》，池学镇译，陈百海、凌家民校，黑龙江人民出版社，1986 年，第 243–262 页。

希腊本土以外的地区如埃及和西亚等地,"建筑开始精心装饰,追求建筑物表面流动的光影变化"。① 可以说,众多中外美学家对古希腊艺术推崇备至,因为它闪耀着人性之美、艺术之美。就连古希腊中的"神灵和女神都勾画成了人类的模样,但通过艺术想象,他们没有了人类所有的缺陷,变得庄严而美丽"。②

(3) 古罗马艺术:主要以古罗马的建筑为代表。在继承古希腊艺术的基础上,艺术家们使用了石、陶土灰浆、沙和水混合制成的混凝土,增加了古罗马建筑的坚固性和耐久性,并在建筑内部使用拱形结构,形成巧妙的穹窿顶和圆形顶。其代表建筑有万神殿、罗马大圆形竞技场等。例如,迄今为止在哈德良时期(公元76年至138年)建造的万神殿,依然宏伟肃穆,富丽堂皇。巧夺天工般的穹顶高悬于宽阔的空间之上,美妙的平顶镶板簇拥着一个圆形天窗(图1.4),这个天窗将光线集为一束撒向殿内,当朝拜者在殿内抬首仰望时,一束明亮之光从窗外撒向殿内,直射心灵。此外,古罗马的"肖像艺术十分杰出",③ 其肖像不仅逼真,而且带有鲜明的个性特征。

(4) 拜占庭艺术:以东罗马首都君士坦丁堡(原名拜占庭)为中心的艺术。始于4世纪至15世纪中叶土耳其人攻占君士坦丁堡时期。其艺术以建筑、绘画和工艺品著称,以服务基督教神学和帝王为主,结合了古希腊艺术与东方艺术,喜欢色彩胜于造型,尤其是拜占庭以小块彩色玻璃或小石子镶嵌而成的镶嵌画,把美学中的平衡与基督教思想相衔接。"它具有独特的质感,厚重而光彩闪烁,既有鲜艳辉煌的色彩效果,

---

① 萨拉·柯耐尔著:《西方美术风格演变史》,欧阳英、樊小明译,中国美术学院出版社,2008年,第23页。
② 塔贝尔著:《希腊艺术史》,殷亚平译,格致出版社,2010年,第70页。
③ 维克霍夫著:《罗马艺术》,陈平译,北京大学出版社,2010年,第19页。

又有坚实稳固的结构感"，①从而成为众多教堂内部装饰的主要形式。在意大利拉文纳，圣阿波利纳雷教堂的《面包和鱼的奇迹》就是由马赛克组成的镶嵌画（图1.5）。

（5）哥特式艺术：指12世纪中叶至16世纪初欧洲出现的建筑风格，亦包括雕塑、绘画和工艺美术。以尖顶拱门、高耸的墙垛、精致的拱券、修长的立柱和彩色玻璃镶嵌的窗子为主，营造出一种直插云端、通往神秘天国的氛围。以法国的巴黎圣母院（图1.6）、德国的科隆大教堂、英国的林肯教堂和意大利的米兰教堂等为代表。迄今为止，那些高高耸立的、雕镂精致的哥特式塔尖依旧是欧洲一些城市中最高的建筑物，象征着中世纪的文明，散发出冷峻、阴郁的艺术魅力。

（6）巴洛克艺术：指16世纪末至18世纪中叶欧洲出现的建筑和绘画风格，讲究过分雕琢与奇异装饰。巴洛克一词源自葡萄牙语（barroco）或西班牙语（barrucca），意为奇形怪状的珍珠。巴洛克"艺术诞生在罗马，并始终是在罗马发展的"。②其艺术特征是以奢华、浮夸为主，反对文艺复兴时期的严肃、含蓄和平衡，并将建筑、雕塑和绘画结合成一个整体，以追求动感、造成错觉。以意大利雕塑家、建筑家贝尼尼的作品最具代表性（见第3章）。这种艺术风格在反对僵化的古典格调，追求自由奔放的形式以及表达世俗情趣等方面起到重要作用，曾在欧洲盛行一时。例如，维尔茨堡皇宫是德国南部最为富丽堂皇的巴洛克风格建筑（图1.7）。

（7）洛可可艺术：指18世纪主要盛于行法国并影响欧洲的一种艺

---

① 《世界美术》编辑部编："外国美术史图录"，《世界美术》，1986年，（28）1，第79–83页。
② 德斯佩泽尔与福斯卡著：《欧洲绘画史》，路曦、万明、吴依才、邵小宁译，平野校，人民美术出版社，1984年，第101页。

术风格。洛可可一词（rococo）本身的含义为石块或贝壳。其艺术特征是经常使用石块、贝壳作为材料装饰室内，追求纤弱与烦琐、轻快与色彩、优美与典雅的艺术风格，但区别于巴洛克艺术或为巴洛克风格的一种变异。法国宫廷画家、装饰艺术家弗朗索瓦·布歇是洛可可风格的代表之一，他笔下的美女不同于鲁本斯画中健壮、肥硕、肉感的女性。布歇笔下的女性细腻、柔媚、典雅（图1.8），浸透着一种娇媚、柔和之美。

（8）古典主义：狭义上指18世纪70年代至19世纪30年代以追求古希腊罗马古典风格的艺术流派，有时亦称新古典主义。法国画家雅克·路易·大卫为古典主义的代表人物之一。同时，古典主义不仅影响欧洲也波及到北美。古典主义既不欣赏巴洛克风格也不赞同洛可可艺术，在其建筑中善于将古希腊的多利斯柱和爱奥尼亚柱与罗马的圆形大厅相结合，如美国旧金山艺术宫体现了古希腊罗马建筑风格的影响（图1.9）。

（9）浪漫主义：指18世纪末至19世纪上半叶产生于欧洲的一场文艺思潮，影响文学、美术及音乐等领域。强调主观意识和感情体验，崇尚自然与个人自由，反对理性，主张摆脱一切束缚，厌恶城市文明，并对想象力推崇备至。正如浪漫主义美术流派的代表人物之一欧仁·德拉克罗瓦在其著名的日记中写道："在我的心中，蕴藏着一种内在力量，它比我的身体更强而有力，时常赋予我以新的生命。对某些人来说，这种内在的力量似乎并不存在，而对于我，它的力量却远甚于我的肉体；没有它，我终必死亡，而化为乌有。这种力量就是我的想象力，它主宰我的一切，鞭策我不断向上。"[1]在浪漫主义美术流派中，以西班牙的

---

[1] 德拉克罗瓦著：《德拉克罗瓦日记》，李嘉熙译，陈尧光校，人民美术出版社，1981年，第47页。

弗朗西斯科·戈雅、英国的威廉·透纳、法国的泰奥多尔·席里柯、欧仁·德拉克罗瓦（图1.10）和德国的卡斯帕·弗里德里希等画家为代表。

（10）现实主义：指19世纪40年代至60年代以法国为中心后波及欧洲的文艺思潮。主张真实地描绘现实生活，反对浪漫主义的主观性和暗示性。以法国画家奥诺雷·杜米埃、古斯塔夫·库尔贝和让·弗朗索瓦·米勒等画家为代表。例如，无论是列夫·托尔斯泰还是凡·高，都对米勒的《晚钟》（图1.11）备加赞赏，因为米勒热情、真实地讴歌了与他休戚与共的农民的生活。《晚钟》画面宁静浑朴，一对农民夫妇放下手里的农活正在暮色中聆听远处教堂传来的钟声，这幅画不仅表现了对待宗教的虔诚之心，亦反映出"一种素质，就是一种美，一种诗意"。①

（11）印象主义：指19世纪70年代兴起于法国后波及欧洲的绘画运动。该名字出自法国画家克洛德·莫奈1874年展出《印象·日出》（图1.12）之后批评家的评判，起初带有"失常"、"幼稚"的贬义。该画派擅长捕捉某一场景所激发的视觉印象，迷恋光线和色彩反映自然界瞬间的真印象。除克洛德·莫奈之外，还有法国画家卡米耶·毕沙罗、爱德加·德加、阿尔弗莱德·西斯莱和皮埃尔·雷诺阿等画家为代表。

（12）后期印象主义：广义上指继承印象主义并加以变革的各个流派，强调主观感受的再创造，尤其注重色彩的对比关系、体积感和装饰性。代表人物有被称为"现代绘画之父"的法国画家保罗·塞尚（图1.13）、荷兰画家凡·高和法国画家、雕塑家、陶艺家保罗·高更。保

---

① 欧文·斯通、吉恩·斯通编：《凡·高自传》，澹泊、徐汝舟、周良仁、张叔宁、周全霖、刘迎译，湖南文艺出版社，1991年，第2页。

罗·塞尚认为阳光虽不能被复制出来，却可通过色彩来反映，而表现大自然则可用"圆柱形、球形与圆锥形来处理"。[1] 凡·高则善用强烈的色彩、螺旋形和波浪形的笔触来表达他自己的内心世界（见第3章）。有趣的是，通过三位大师的传记研究不难看出他们各自的性格特征：塞尚喜孤寂，凡·高易冲动，高更较叛逆。

（13）表现主义：指20世纪初以德国为中心发展起来的艺术思潮。表现主义通过对现实的过分夸张和色彩来表现艺术家的激情和内心幻象。1905年，德国画家埃里希·海克尔和施密特·鲁特卢夫在德累斯顿成立的社团"桥社"中展出了以强烈、不协调的色彩和变态形象为特征的艺术作品，这成为表现主义的开端。1911年，以俄国画家瓦西利·康丁斯基和德国画家弗朗茨·马尔克为核心在慕尼黑成立的"青骑士社"亦展示表现主义艺术。最具表现主义代表性的画家之一为挪威画家爱德华·蒙克（见第3章）。

（14）野兽主义：或称野兽派，指20世纪初将色彩视为作品最重要主题的绘画风格。1905年，在法国巴黎画展上展出了法国画家莫利斯·德·弗拉芒克、德兰、阿尔贝·马尔凯、亨利·马蒂斯和荷兰画家凡·登根等人的绘画。他们的绘画色彩强烈、笔触粗放、形象夸张变形，其参展的房间被艺术批评家路易·沃塞尔讽刺为"野兽笼子"，于是便有了"野兽派"美术之称。以法国画家、雕塑家亨利·马蒂斯最具代表性。例如，在他的《罗马尼亚女衬衫》（图1.14）中，运用变形的形体和强烈的色彩表现人物的内心世界。

（15）未来主义：或称未来派，指20世纪初以意大利为中心发展起来的艺术思潮，涉及文学、戏剧、美术、音乐、摄影和电影等各个领域

---

[1] 塞尚等著：《塞尚书简全集》，潘襎编译，新星出版社，2010年，第271页。

的艺术运动。发起人是诗人费利波·托马索·马里内蒂。1909年，他在巴黎《费加罗报》发表《未来主义宣言》。次年，意大利的贾科莫·巴拉和乌贝尔托·博乔尼等5位画家发表了《未来主义画家宣言》，在其宣言中尤其强调"为了表现我们的闹街、骄傲、狂热和疾驰的漩涡式的现代生活，首先应把以前使用过的一切主题扫除干净"。① 之后在巴黎、伦敦和柏林等地展出他们的绘画。未来主义反对古典文化与宁静之美，提倡"速力的美"，② 甚至倡导战争和暴力。翁贝托·博乔尼的雕塑《空间中连续之形》（图1.15），通过一连串抽象、重叠的固体形状，汇成流线型，表现人物在穿越空间过程中的急速之流或一种连续产生的动感。

（16）达达主义：指20世纪初（1916—1922）产生于瑞士、德国和法国等欧洲国家的一场艺术思潮。1916年，逃亡到苏黎世的罗马尼亚诗人特里斯唐·查拉、瑞士画家里查德·休森贝克和德国诗人雨果·巴尔等人在一个酒吧（即后来的"伏尔泰酒吧"）组织了一个艺术沙龙，为了给他们社团中的一位夫人起个名字，随意在德法词典中翻到一个词儿，叫"dada"达达（法语为幼儿说的"马"），结果他们以后皆用"达达"作为其活动的名称。达达主义的领袖人物之一让·阿尔普说道："我们寻求一种基本的艺术，一种我们以为当能拯救人们于当时奇怪的疯狂之中的艺术。"③ 这种基本艺术的哲学思想便是虚无主义，在艺术上则主张反传统、反理性、反现存的艺术风格，其目的是要通过直觉探索事物的真实性。1919年法国画家马塞尔·杜尚在世界名画《蒙娜丽莎》的明信片上为蒙娜丽莎添上一抹胡须和一绺山羊胡子（图1.16），并在明信片上的空白处写上"L.H.O.O.Q"（直译为"我的屁股在发烧"，意

---

① 伍蠡甫主编：《现代西方文论选》，上海译文出版社，1983年，第61—71页。
② 伍蠡甫主编：《现代西方文论选》，上海译文出版社，1983年，第61—71页。
③ 比格斯贝著：《达达和超现实主义》，周发祥译，昆仑出版社，1989年，第6页。

即"我发情了")。颠覆宁静、优雅的传统美学思想，贯穿着达达主义的理念，成为他们的标志之一。

（17）立体主义：或称立体派，指20世纪初（1907—1914）产生于法国巴黎的美术运动，其名称的由来与"野兽派"有相似之处，法国画家亨利·马蒂斯将1908年巴黎秋季美术展览会上看到的画家乔治·布拉克的《埃克斯的家》评论为小立方的集合，随即艺术批评家沃塞尔讽刺其为"立体派"。立体主义由西班牙画家、雕塑家毕加索和法国画家乔治·布拉克等人创立，他们深受"现代绘画之父"塞尚的影响，旨在打破绘画中的"透视原理"（近大远小、近实远虚），把自然和人物还原为基本的几何学图形。20世纪西方社会最具影响力的艺术大师毕加索著名的《阿维尼翁的姑娘》已初露立体主义的端倪。在法国画家费尔南·莱热看来，"现代人越来越多地生活在高度的几何秩序中"[1]或者"人类的一切创造，机械的或工业的，都是依据几何设想"[2]。他的《三个女子》则是立体主义画风的典型代表之一（图1.17），在画中，三个女子的造型均呈锥体和圆柱体，她们的面部表情呆板、毫无生气，其背景则以矩形图案作陪衬，以此象征着处于机械文明中的社会。

（18）现代抽象美术：指20世纪初摒弃客观模仿真实的自然和社会生活，而以抽象的色彩、线条和形状等形式构成的美术作品，它并非是一个统一的艺术流派。代表人物有俄国画家、美术理论家康定斯基、荷兰画家皮特·蒙德里安（图1.18）和瑞士画家保罗·克利等艺术家。康定斯基曾说，"绘画是一种语言，这种语言以它独有的形式向我们的精

---

[1] 勃拉克、莱热、梅景琪、格里斯著："立体派画家论艺术"，钱志坚、赵欣译，《世界美术》，1988年，39（4），第61—64页。
[2] 同上。

神讲述它最本质的需要"。① 这种独有的形式即来自艺术家内在必需的原则，从而通过线条和色彩（"色彩是琴键，眼睛是键锤，精神是多位的钢琴"）折射出艺术家激荡的心灵，并非自然主义、写实主义的客观描绘。正如蒙德里安所说，美的情感总是被"客体"的个别外观所遮蔽。因此，客体必须从具象表现中抽身而出，以抽象展现其特征。

（19）超现实主义：指20世纪20年代产生于法国的艺术思潮，由达达主义演变而来。1924年，法国精神科医生、诗人安德烈·布列东写道："超现实主义，名词。纯粹的精神的无意识活动。人们凭借它，用口头、书面或其他方式来表达思想的真实过程。在不受理性的任何控制又没有任何美学或道德的成见时，思想的自由活动。"② 比利时画家勒内·玛格利特代表作之一《强奸》（图1.19）则颠覆了传统的美学思想，给人带来视觉上的冲击与心灵上的震撼。当然，在众多超现实主义画家中，西班牙画家萨尔瓦多·达利最具代表性，他采纳弗洛伊德的无意识理论，在自己的身上运用一种自创的"偏执狂批判法"，即诱发类似于精神障碍患者的幻觉，从而创造出如真似幻的超现实境界（见第3章）。

（20）波普艺术：或称流行艺术，指20世纪50年代中期产生于英国伦敦的艺术思潮。旨在运用连环漫画、超级市场和废品收购站的日常用品进行创作，从而使艺术品充满亲切感、平民化。60年代后极大地影响了美国。以美国艺术家罗伯特·劳申伯格、贾斯帕·约翰斯、罗伊·利希滕斯坦、安迪·沃霍尔以及英国画家理查德·汉密尔顿、彼得·布莱克等艺术家为代表。理查德·汉密尔顿把波普艺术概括为："普

---

① 康定斯基德著：《艺术中的精神》，李政文、魏大海译，中国人民大学出版社，2003年，第107页。

② 伍蠡甫主编：《现代西方文论选》，上海译文出版社，1983年，第167–180页。

遍的（为广大观众而设计）、短暂的（短期内消解掉）、可放弃的（容易被忘掉）、低成本的、批量生产的、年轻的（针对青年人）、诙谐的、性感的、噱头的、刺激的和大企业的。"①1985年美国艺术家罗伯特·劳申伯格艺术展在中国美术馆举办，展出了包括《字母组合》（图1.20）在内的艺术作品，本人有幸在现场亲眼目睹了这件"奇特的"装置艺术。劳申伯格把一只从垃圾堆捡来的公山羊标本镶入一个汽车旧轮胎里，这只头上涂抹着颜色的山羊，站在一个具有绘画和拼贴的底板上，底板上的绘画与山羊头上的颜色相互映衬，将绘画、雕塑与生活废品组合成一个统一整体，整个作品极具视觉冲击力。此外，山羊在古希腊罗马神话中又是半人半兽的森林之神，可指好色之徒（色狼）或性欲旺盛的男性，将山羊与轮胎组合在一起暗示着同性恋。可以说，波普艺术发轫于英国的理查德·汉密尔顿，却更多地折射出美国现代商业社会中的艺术理念。

所要说明的是，限于篇幅和侧重点，本书对一些现代西方美术流派如点彩派、漩涡画派以及纽约画派等众多现代绘画流派都未加以介绍。本书主要是对人类文明史中源自西方社会的一些重要的且与精神医学有关的美术风格加以介绍，旨在为本书的后面几个章节做些必要的铺垫。不过，无论什么现代绘画流派，皆信奉"准确描述不等于真实的"艺术原则，②在艺术追求上或扬弃或创新或反叛，皆在表达着一种自由的思想与自由的渴望。正如美国现代著名的哲学家、教育家卡伦说的那样："自由是一种精神，而精神是不能被驯服且拒绝为他物所驱使的；它曾经使艺术始终朝着生命之亘古荒原的边界进发，并作为探索生命的激情

---

① 安德鲁·狄克逊著："理查德·汉密尔顿"，高岭译，《世界美术》，1992年，53（1），第11-14页。
② 赫伯特·里德著：《现代绘画简史》，刘萍君译，周子丛、秦宣夫校，上海人民美术出版社，1979年，第28页。

和行动的拓荒者而生存下来。"① 在众多的艺术家看来,艺术是自由的,因为这种自由是发自艺术家心灵深处的呼唤与渴望,他们呼唤着冲破藩篱,渴望着天马行空。

2. 音乐风格

音乐风格不仅包含了节奏、旋律、和声、音色、力度、肢体、曲式等元素,亦包含了它的时代风格、国民风格、民族风格乃至个人风格。这里主要介绍的是西方音乐的时代风格,它一般从西方文明/文化史、美术史或文学史转用而来。尽管西方文明的源头之一古希腊强调音乐的净化、陶冶作用,但遗憾的是,古老的音乐只是模糊的口耳相传,并未能将其记录保存下来。后来乐谱的出现才为音乐流传奠定了基础。因此,讲述音乐仅从欧洲中世纪开始,主要体现出以下数种音乐风格。②

(1)中世纪音乐:自5世纪中叶至15世纪中叶的欧洲的音乐被称为中世纪音乐。主要与宗教仪式有关,以格里高利圣咏为代表,它传达出一种宁静的、超尘脱俗的感觉。尤其是在物欲横流的当下,聆听一曲圣咏好似经历了一次心灵的净化乃至灵魂的洗礼。"它代表了世界音乐及人类文化的最高成就,并且成为后世宗教音乐创作的典范。"③ 对整个欧洲音乐的发展都有着十分重要的历史意义。

---

① H. M. 卡伦著:《艺术与自由》,张超金、黄龙保、刘子文、王晓林、陈薇、王小理译,工人出版社,1989年,第6页。
② 竹内敏雄主编:《美学百科辞典》,池学镇译,陈百海、凌家民校,黑龙江人民出版社,1986年,第295–302页。罗杰·凯密恩著:《听音乐》,王美珠、洪崇焜、黄瑞芬、陈美鸾、杨湘玲译,王美珠审阅,世界图书出版公司,2008年,第59页,第302页。
③ 保罗·贝克著:《西方音乐的历史》,陈小菊译,陕西师范大学出版社,2009年,第22页。

（2）文艺复兴音乐：自 15 世纪中叶至 17 世纪的欧洲的音乐被称为文艺复兴音乐。文艺复兴时期摆脱了神权的高压统治，提倡人性解放，强调人的全面发展。自然，在这个伟大的时期，每个想要成为有教养且全面发展的人无不渴望着音乐的熏陶。甚至该时期英国著名戏剧家和诗人威廉·莎士比亚也表达出自己对音乐的见解："灵魂里没有音乐，或是听了甜蜜和谐的乐声而不会感动的人，都是擅于为非作恶、使奸弄诈的；他们的灵魂像黑夜一样昏沉，他们的感情像鬼蜮一样幽暗；这种人是不可信任的。"[1] 文艺复兴音乐主要的特点是："发明了种种调式、节奏以及对位法的组合，并逐渐将这些手法应用到实践之中。"[2] 以取悦人们的听觉。该时期最杰出的音乐代表人物之一为意大利作曲家帕莱斯特里纳，他最著名的代表作是《教皇马尔塞鲁斯弥撒曲》，被视为圣乐中至纯至美的范例。

（3）巴洛克音乐：自 17 世纪初至 18 世纪中叶的欧洲的音乐被称为巴洛克音乐。该时期的音乐特点主要有意大利歌剧的诞生、大小调式及现代和声体系的逐渐完善、声乐和器乐的独立发展。如果说巴洛克建筑雕梁画栋、富丽堂皇，那么巴洛克音乐则充满颤音和装饰音。最重要的代表人物有德国作曲家巴赫和亨德尔，他们汇集了巴洛克音乐之精华，且皆被尊称为"现代音乐之父"。[3]这两位德国伟大的作曲家除了汲取本国的音乐养分之外，还借鉴了来自意大利与法国的音乐灵感。当然，亨德尔不仅汲取了意大利与法国的华丽，亦融入了英国的朴素

---

[1] 威廉·莎士比亚著：《威尼斯商人》，朱生豪译，方平校，人民文学出版社，1978 年，第 90 页。

[2] 保罗·朗多尔米著：《西方音乐史》，朱少坤、周薇、王逢麟、佘熙译，人民音乐出版社，2002 年，第 24 页。

[3] 保罗·贝克著：《西方音乐的历史》，陈小菊译，陕西师范大学出版社，2009 年，第 58–63 页。

气质。

（4）古典派音乐：自18世纪下半叶至19世纪20年代，在欧洲维也纳形成的音乐被称为古典派音乐，即"维也纳古典乐派"。该乐派在创作技法上继承了欧洲传统的复调和主调音乐的成就，同时确立了近代奏鸣套曲曲式结构以及交响曲、协奏曲、室内乐（以弦乐四重奏为代表）等器乐体裁，对近代西方音乐的发展产生了深远影响。最重要的代表人物是奥地利作曲家海顿、莫扎特和德国作曲家贝多芬，他们对欧洲后来的音乐艺术发展产生了深远的影响。如果说"交响乐之父"海顿的音乐具有"乐观、朝气和幽默"的特点，那么"音乐神童"莫扎特的作品就显得"柔美与青春"，而"乐圣"贝多芬的音乐则充满"雄浑与激情"。

（5）浪漫派音乐：自19世纪20年代至20世纪初的欧洲音乐被称为浪漫派音乐。主要特点是强调个人主观情感的表现；向往宁静、清新的大自然；追求质朴单纯的民间音乐素材。尽管代表人物较多，包括舒伯特、舒曼、肖邦、李斯特、门德尔松、柏辽兹、斯梅塔那、德沃夏克、柴可夫斯基、勃拉姆斯、威尔第、普契尼和瓦格纳等，但他们的一个共同目标"是将激发情感作为音乐的一项主要功能"，[1]从而体现出浪漫主义的情怀。

（6）现代派音乐：多指19世纪末20世纪初以来的西方音乐。现代派音乐家从古老的音乐中汲取灵感，但他们更重要的是追求创新，甚至完全颠覆了音乐必须优美悦耳的传统观念。虽然现代派音乐并无明确的时间界限，但无疑是法国作曲家德彪西拉开了现代派音乐的大幕。以下

---

[1] 米罗·沃尔德、加里·马丁、詹姆斯·米勒、埃德蒙·塞克勒著：《西方音乐简史》，刘丹霓译，世界图书出版公司，2012年，第134页。

是现代派音乐的代表人物及其主要作品：

德彪西：《牧神午后序曲》

韦伯恩：《五首管弦乐曲》

勋伯格：《月迷彼埃罗》

斯特拉文斯基：《春之祭》

艾夫斯：《新英格兰三地》

贝尔格：《伍采克》

格什温：《蓝色狂想曲》

贝茜·史密斯：《失迷蓝调》

阿姆斯特朗：《更加狂热》

斯蒂尔：《非裔美籍交响曲》

艾灵顿：《C-Jam 蓝调》

巴托克：《管弦乐协奏曲》

柯普兰：《阿帕拉契亚之春》

当然，广义的现代派音乐风格不仅包括 20 世纪早期（1900–1945年）的印象派、表现派、未来派、新古典派和新浪漫派等音乐流派，而且涵盖第二次世界大战以来（1945 年至今）出现的布鲁斯、爵士乐、摇滚乐和乡村音乐等音乐流派，在此不再展开叙述。

窃以为，知识分子，尤其是治病救人的医生、教书育人的教师，更需要接受音乐的熏陶，以抚慰心灵、陶冶心灵。知识分子要懂点音乐，不能是"驴子的耳朵"[注四]，不懂音乐。本人虽对音乐一知半解，但幸运的是，我与两位音乐大师结下了不解之缘，他们就是贝多芬与莫扎特。可以说，而立之年的我真正结识了贝多芬。聆听他的音乐给我在人生道路上带来了不断进取、不断向上的动力。知天命的我则"遇到了"

莫扎特。在这烦尘浊流中，莫扎特曼妙无比的音乐给我带来了欢快、柔美与活力。甚至，"莫扎特具有释放的、疗愈般的力量。拥有他，我们就会成就自己"。① 聆听这些大师们的音乐，让我了悟人生、不虚此生。可以大胆地说，神奇的音乐能使人新生、能使人复生，让我们畅游在音乐的历史长河中吧！

---

① Campbell D., *The Mozart Effect for Children*. Harper Collins Publishers Inc., New York, 2000, pp.12.

注　释

注一：此图来自世界文化精神医学协会（World Association of Cultural Psychiatry，WACP）在意大利诺尔恰举办的"第二届世界文化精神医学大会"网站主页，并经大会主席 Goffredo Bartocci 博士允许，在此表示感谢。

注二：尼俄柏（Niobe）为古希腊神话中底比斯国王安菲翁的妻子，她既高贵又美貌，且生有7子7女。尼俄柏喜欢炫耀自己的多子多福，嘲笑女神勒托与宙斯只生下阿波罗和阿尔忒弥斯，并禁止底比斯国妇女向勒托奉献祭品，结果尼俄柏招来杀身之祸，阿波罗用弓箭射死了尼俄柏的7个儿子，阿尔忒弥斯射死了尼俄柏的7个女儿。尼俄柏由此悲痛万分化作一座流泪的山岩。从此，尼俄柏成为西方文学史上痛苦、悲伤和忧郁的象征。

注三：本人编著此书的确偏于欧洲一隅，虽不赞同德国哲学家赫尔德的"西欧中心论"的观点，但窃以为，作为学科，无论是精神医学、心理学还是美学都诞生于欧洲。故此，本人多引用欧洲之史料，旨在易于纵横贯穿，而没有从我国《黄帝内经》乃至《晋书》等众多古籍中寻找养分，多少有些缺憾。此外，谈论西方美术和西方音乐，除了欧洲之外，自然少不了包括欧洲文明的"延续者"——美国人的美术、音乐作品。例如，美术家罗伯特·劳申伯格、贾斯帕·约翰斯，作曲家格什温以及约翰·凯奇等人的艺术作品。

注四：据古希腊神话传说，弥达斯为佛律癸亚国王，以巨富著称。在太阳神阿波罗和山神潘的一场音乐比赛时，因他不喜欢阿波罗演奏的竖琴，而判定阿波罗为输。结果，弥达斯的耳朵被愤怒的阿波罗变成驴耳。现以"驴耳"比喻不懂音乐的人。

第 2 章

美与美学思想

第 2 章　美与美学思想

人的一生不仅与生、老、病、死息息相关，亦与"美"密切有关。因为美无不关系到生活的品质和乐趣，在我国两千多年前的第一部诗歌总集《诗经》中便写道"窈窕淑女，君子好逑"。①窈窕即内心、外貌美好的样子。又如《诗经》中描写的美人"手如柔荑，肤如凝脂，领如蝤蛴，齿如瓠犀，螓首蛾眉，巧笑倩兮，美目盼兮"。②古人两千多年前的审美观，现在看来似乎仍不过时，这是指美人。再比如，刘勰在其《文心雕龙》一书中写到理想的文章，就是骨风加上文采。有文采而缺乏骨风的文章，犹如华丽的野鸡，却飞不高远；有骨风而缺乏文采的，犹如高飞于天的鹰隼，但缺少了光彩；既有骨风又有文采的，犹如百鸟之王凤凰，这是指美文。

---

① 《诗经》，朱熹注，上海古籍出版社，1987年，第1页，第25页。
② 同上。

可以说，古今中外美貌、美文、美食、美的艺术、美的德行等美好的事物皆令人难以忘怀，令人向往。例如，我自小生长在黄河岸边，可以说是喝黄河水、吃兰州面长大的，家乡的"兰州拉面"至今让我难以忘怀。它有八个独特之美：一清（汤清），二白（萝卜白），三红（辣椒红），四绿（蒜苗绿），五黄（面黄），六韧（面有嚼头），七味（汤有鲜味），八爽（吃完后让人醒胃、提神），令人神往。又如，一曲贝多芬的"命运交响曲"陪伴我走南闯北数十载，每每听之，一种雄浑之美油然而生。与此同时，正是因为追求美，让我摆脱了躯壳乃至心灵上的桎梏，也让我印证了两百多年前美学家席勒的观点："通过美，人们才可以走向自由。"①

然而，从美学上看，什么是美？它是如何分类的？它有何作用？我认为，作为知识分子，尤其是治疗人类心灵苦难与创伤的精神卫生工作者，应该对美有所了解，有所追求，有所传播。尽管不是每个人都能成为艺术家，但是美和艺术并不仅仅为美学家、艺术家所独有。为何这样说呢？因为我们每个人或多或少都有些美与艺术的天分。意大利哲学家克罗齐说得好："我们每个人实在都有一点诗人、雕刻家、音乐家、画家、散文家的本领。"② 就连风流倜傥的诗人徐志摩也说道："认识美的本能，是上帝给我们进天堂的一把密钥。"③

亦正如苏格拉底所说："凡是高一等的艺术，除掉本行所必有的训练以外，还需要对于自然科学能讨论，能思辨；我想凡是思想既高超而表现又能完美的人们都像是从自然科学学得门径。"④（注一）同样，学习医学尤其是精神医学的人们，不仅需要接受临床思维与科研思维的训练，

---

① 弗里德里希·席勒著：《审美教育书简》，冯至、范大灿译，北京大学出版社，1985年，第14页。
② 克罗齐著：《美学原理》，朱光潜译，外国文学出版社，1983年，第18页。
③ 徐志摩著：《灵魂的自由》，中国青年出版社，2008年，第153页。
④ 柏拉图著：《柏拉图文艺对话集》，朱光潜译，商务印书馆，2013年，第148页。

亦同样需要接受艺术与美的启迪、渐染。

我认为，一个求真、行善和审美的精神卫生工作者，不仅需要接受自然科学和社会科学的训练，亦需要接受人文科学的熏陶。因为他们面对的不仅仅是疾病，更要面对人的心灵（mind）与灵性（spirit）。现在让我们一起穿越历史、走近美的世界，理解美的含意，体会美的妙境。

一、美的概述

湛蓝、神秘的爱琴海成为古希腊人生活的环境，非常自豪地孕育了西方文明，更深远地影响了世界文明的走向。在西方哲学史的源头，得天独厚的古希腊可谓是学者比肩、学术辉煌。而美学一开始便隶属于哲学，因此探讨美，首先便是哲学家的任务。古希腊的毕达哥拉斯学派根据对数学的研究认为，美就是和谐。例如，他们发现黄金分割（1∶0.618）是一种数学上的比例关系，它体现出严格的比例性、艺术性、和谐性，富有美学价值。由此节奏、对称、整齐、比例、秩序、和谐等诸多观念成了古希腊美学思想的理论基础。柏拉图是古希腊鼎鼎大名的哲学家，既是苏格拉底的学生，又是亚里士多德的老师。他认为，要想搞清楚美的含义是件困难的事情。不过，他在对话"大希庇阿斯篇"中认为，美与"恰当的"、"有用的"、"有益的"和"由视觉和听觉产生的快感"[1]等观念密切相关。亚里士多德撰写的《诗学》，可以说是西方社会中最早、占据最显赫位置的美学著作，他也因此成为"欧洲美学思想的奠基人"。[2]亚里士多德说道："一个美的事物……不但它的各部分应有一定的安排，而且它的体积也应有一定的大小……一个非常小

---

[1] 柏拉图著：《柏拉图文艺对话集》，朱光潜译，商务印书馆，2013年，第165–194页。

[2] 朱光潜著：《西方美学史》，人民文学出版社，1979年，第66–95页。

的活东西不能美，因为我们的观察处于不可感知的时间内，以致模糊不清；一个非常大的活东西，例如一万里长的活东西，也不能美，因为不能一览而尽，看不出它的整一性。"① 因此，在亚里士多德看来，美是建立在有机整体上的和谐，他强调了完整与和谐的要素。

接下来的中世纪（公元 5 世纪至 15 世纪）进入了黑暗的"神权时代"，人们也因此认为最高形式的美，即为上帝。虽然中世纪的哲学家、神学家圣·托马斯·阿奎那认为，美不仅需要完整与和谐，还需要鲜明（明与亮）。他说："一件东西（艺术品或自然事物）的形式放射出光辉来，使它的完美和秩序的全部丰富性都呈现于心灵。"② 而这种熠熠生辉的形象则是来自神的照耀，一尘不染，直入人心。显然，中世纪的美学并不是以文艺为主要研究对象，而是既强调平衡、和谐之美，又凸显出基督教的神学思想。

文艺复兴时期是一个反对神权统治，追求个性解放，提倡人道主义和赞美世俗生活的伟大时代。无论是人们的思想还是生活，皆带有"泥土"的芬芳。现实生活不再因受到神的照耀而显得舒适、惬意，世俗生活、大自然本身就令人赞叹，就连普通的乡下，亦充满了诗情画意："在乡间，听到的是禽鸟啭鸣，看到的是青山绿野，田里的庄稼像海浪似的起伏，各种各样的树木千姿百态……"③

然而，按照中国美学泰斗朱光潜先生的说法：文艺复兴时期虽然是个"巨人时代"，但在美学和文艺理论方面却尚显不足。只是到了 18 世纪德国哲学家鲍姆嘉通（Alexander Gottliel Baumgarten，1714–1762）主张将美学从哲学中分离出来，称之为"埃斯特提卡"（Aesthetica，本意

---

① 亚里士多德著：《诗学》，罗念生译，人民文学出版社，1962 年，第 25–26 页。
② 朱光潜著：《西方美学史》，人民文学出版社，1979 年，第 131–134 页。
③ 薄伽丘著：《十日谈》，王永年译，人民文学出版社，1994 年，第 14 页。

为感性认识的科学,即现在所谓的美学),美学才成为一门独立的人文学科。鲍姆嘉通认为美学是关于感性认识的科学,它"是以美的方式去思维的艺术,是美的艺术的理论"。① 在意大利哲学家克罗齐看来,美学"就是直觉(或表现的知识)的科学"。② 或者,通俗地说,美学就是研究有关美的学问、学科。

18世纪德国古典哲学（注二）的奠基人康德（Immanuel Kant,1724–1804）在其著名的三大批判之一《判断力批判》一书中写道:"美就是那在单纯的评判中令人喜欢的东西。"③ 换句话说,美涉及令人喜欢的情感活动,但仅有此点还不够,还要加上"单纯的评判"即判断力（带有想象力）,它是介于知性和理性之间的认识能力。因此,在德国古典美学创始人康德看来,美就是在判断力中产生的喜悦心情。

19世纪德国古典哲学的集大成者黑格尔（Georg Wilhelm Friedrich Hegel,1770–1831）在其洋洋洒洒的美学著作中认为美是一种理念,或者准确说"美就是理念的感性显现"。④ 说得通俗些,就是在客观现实中印证了理念（绝对精神）,实现了理性与感性的统一。而与同时代黑格尔美学观相左的俄国哲学家、作家、批评家车尔尼雪夫斯基（Nikolay Gavrilovich Chernyshevsky,1828–1889）提出了"美是生活;任何事物,凡是我们在那里面看得见依照我们的理解应当如此的生活,那就是美的;任何东西,凡是显示出生活或使我们想起生活的,那就是美的",⑤ 将抽象的美引入了鲜活的生活中。

---

① 朱光潜著:《西方美学史》,人民文学出版社,1979年,第297页。
② 克罗齐著:《美学原理》,朱光潜译,外国文学出版社,1983年,第21页。
③ 康德著:《判断力批判》,邓晓芒译,杨祖陶校,人民出版社,2002年,第107页。
④ 黑格尔著:《美学》,朱光潜译,商务印书馆,1996年,第142页。
⑤ 伍蠡甫主编:《西方文论选》,上海译文出版社,1979年,第402–416页。

20世纪美国哲学家乔治·桑塔耶纳（George Santayana，1863–1952）指出：美通过快感的客观化而形成，或者说"美是客观化了的快感"。[①] 他举例说明，当不同的快感相互交织在一起难解难分时，就越会显得客观化，越易形成美感。如绚丽夺目的玫瑰蕴含着清香、幽静的花园飘洒着芬芳。

以上都是西方美学家的一些观点。而中国现代美学奠基人朱光潜则认为，"美就是事物呈现形象于直觉时的特质"。[②] 同时，美又体现出事物最有价值的一面。它反映出一种美感，而美感又源自对形象的直觉。显然，朱老先生的美学观无不深受克罗齐"直觉说"的影响。

当然，美的定义可谓恒河沙数，且无公认的权威定义。相应的著作亦是汗牛充栋。在此我们也没有按照中西方美学史——介绍，这不是本书的目的，而只是将一些重要的定义介绍给大家，挂一漏万在所难免。不过如果感兴趣的话，可以进一步系统涉猎柏拉图的《柏拉图文艺对话集》，亚里士多德的《诗学》，康德的《判断力批判》，黑格尔的《美学》，以及朱光潜的《西方美学史》《文艺心理学》，宗白华的《美学散步》，李泽厚的《美的历程》等其他学者的美学佳作。

值得一提的是，一些学者试图将真、善、美统一起来。例如，17、18世纪的英国伦理学家、美学家夏夫兹博里写道："凡是美的都是和谐的和比例合度的，凡是和谐的和比例合度的都是真实的，凡是既美而又真实的也就当然是愉快的和善的。"[③] 还有学者把美与自由联系起来。例如18世纪的德国诗人、剧作家弗里德里希·席勒说："美不是别的，而

[①] 乔治·桑塔耶纳著：《美感》，杨向荣译，人民出版社，2013年，第37–39页。
[②] 朱光潜著：《谈美》，北京大学出版社，2008年，第9–17页。
[③] 朱光潜著：《西方美学史》，人民文学出版社，1979年，第218页。

是现象中的自由。"①

很显然,美是令人心向往之的神圣东西。

二、美的分类

可以说,分类是一种进一步观察事物、认识世界的方法。十分推崇希腊古典之美的德国美学家、散文家温克尔曼把美视为"艺术的最崇高的目的和集中表现",② 并将美划分为三种:形式美(如椭圆线)、思想美(如造型艺术)和表现美(为艺术的最高目的)。在他看来,高贵单纯和静穆伟大的古希腊人早已向世人展示了表现美。

而哲学家康德则指出有两种不同的美:一种是自由美,又称流动之美,如花朵就是自由的(自然)美;一种是依附美,又称固着之美,是依附一个概念之下的美。例如,一个人的美就是人为的(依附)美,它依附于不同民族的审美观。如果要让欧洲的美学家温克尔曼评判,"身体越白,也就愈美",③ 亦正如保罗·塞尚在给其友人左拉的信中写道:

"你一定知道,我钟爱某人的魅力,
那是高贵的女性。
肌肤栗色,姿态优雅,
她的脚小巧可人,纤细的手部肌肤,
多么白皙,最后,处于激情,

---

① 席勒著:《审美教育书简》,张玉能译,译林出版社,2009年,第110页。
② 温克尔曼著:《希腊人的艺术》,邵大箴译,广西师范大学出版社,2001年,第118页,第122页。
③ 同②。

我推想，窥视那女神腰部，同时

她的美丽双峰如雪花石膏，富有弹性……"①

不难想象，如果要让非洲的美学家、艺术家们来审视，理想的美人就不一定如此这般了。

哲学家黑格尔也把美划分为两种：一种是自然美，一种是艺术美。自然美表现为整齐划一、平衡对称、和谐统一以及与人的心情产生共鸣，是事物本身之美，但有一定的局限性。而艺术美则高于自然美，体现出人的心灵表现，富有完满之美，是表现事物之美。在大千世界中，我们无不领略过自然之美：橘黄的晨光，湛蓝的大海，绚丽的花朵，清澈的山泉，百鸟的肆叫……同时，在现实生活中，我们亦无不领略过艺术之美：从古典美到现代美（图2.1和图2.2），从雕塑美到戏剧美（图2.3和图2.4）。

20世纪初英国新黑格尔主义哲学家鲍桑葵认为广义的美包含两种：②一种是浅易之美，一眼就能看出的美，如一朵玫瑰花；一种是艰奥之美，具有错杂性、紧张性和广阔性的美，如复杂的文学作品。如果让我们对过往的人生与历史稍微回顾一下，不难发现，现实世界的美有着百态千姿。例如，雄伟的泰山，阳刚之美；秀美的西湖，阴柔之美；古希腊雕塑掷铁饼者，完满之美；古希腊雕塑断臂维纳斯，残缺之美；巴洛克风格，华丽之美；五彩斑斓的珍珠，朴素之美；北宋的画"清明上河图"，喧嚣之美；唐代的诗"千山鸟飞绝，万径人踪灭。孤舟蓑笠翁，独钓寒江雪"，静寂之美；而在我故乡——甘肃，有着雄浑磅礴的黄河，有着纵横交错的山脉，有着苍凉无垠的大漠，是一种粗犷之

---

① 塞尚等著:《塞尚书简全集》，潘襎编译，新星出版社，2010年，第4页。
② 鲍山葵著:《美学三讲》，周煦良译，上海译文出版社，1983年，第39–60页。

壮美。

由上而观之，不同学者对于美的认识见仁见智：上苍创造的美、人类发现的美，或简约或繁复；或平淡或绚丽；或永恒或短暂。同样，对美的分类亦是五花八门，反映出他们对美的各自见地，在此不再展开叙述。

以上两章我们分别介绍了艺术和美。虽然，艺术和美不能相互替代，但它们之间并非孤立的存在。在大多数情况下，通过各种艺术形式来创造美、表现美。当然，"艺术并不一定等于美"。[1] 在分析心理学家荣格看来，一件艺术作品并不一定能充分定义为"美的客体"，[2] 甚至它还能反映出可怕的丑；反之，美的东西也都并非为艺术，如美不胜收的山川江河、桃红柳绿、蝉鸣鸟叫。在此就不深入探讨了。

三、美的作用

对于人类来说，美有赏心悦目的作用。例如，每当我在生活烦闷之际，无论是欣赏书文俱佳的"兰亭序"(注三)，还是聆听一曲莫扎特的"土耳其进行曲"，抑或是凝神观照凡·高的"割掉耳朵后的自画像"，皆让"存在着"的我，在这个"烦"(注四)的世界里感到一些慰藉，一些喜悦。同时，美还有令世人脱俗的作用。苏东坡说："宁可食无肉，不可居无竹；无肉令人瘦，无竹令人俗。"的确，亭亭玉立、四季青翠、凌霜傲雨的竹子给人们在居住环境中赋予一些高雅，摆脱一些世俗。在

---

[1] 赫伯特·里德著：《艺术的真谛》，王柯平译，辽宁人民出版社，1987年，第4页。
[2] Van den Berk T. *Jung on Art*. Psychology Press, Hove and New York, 2012, pp. 58.

过去，中国文人墨客的书房里常可见到"琴棋书画"，体现出一种古朴、高雅之美。因此，美能提升生活的品质。

更为重要的是，美还有净化、升华的作用。欣赏美不仅可以带来感官上的愉悦（快感），还能够让人的心灵产生共鸣与充实（美感）。可以说："美，滋养人们的精神，充实人们的灵魂。"① 这也说明快感与美感不同，前者充其量是生理上的快感，让人仅仅释放生理、心理上的冲动；后者则带有审美上的快感，令人心旷神怡。亦如亚里士多德指出的，人们通过欣赏悲剧引起怜悯和恐惧。其追随者则进一步认为这种"人为激起的怜悯和恐惧可以驱除我们从现实生活中带来的潜在的怜悯和恐惧，或至少驱除其中不健康的成分"，② 净化了情感。欣赏美，净化、充实了人的心灵与灵性。

在中国的传统文化中亦有类似的情形。可以想象，在一个清风明月的夜晚，一位中国文人雅士端坐凉亭前，旁边香烟渺渺，古松摇曳，溪水潺潺，弹奏一首情景相宜的古琴曲，想必一种高雅、空灵的意境、美感油然而生，那种意境能"与神合灵，与道合妙"，③ 那种美感会"控制低俗的欲望，驱出邪恶的思想而重新获得本真的途径"，④ 起到心灵超脱、净化情感的作用。

更有精神分析学家认为，人类的性本能已经超越了动物所具有的周期性（如发情期），且显得十分强烈。这种"涓涓不绝的性本能，拥有一个明显的特色，便是当它受阻时，能转移其目标而无损其强度，因而

---

① 珍·露丝·贞德莱尔著：《追寻美之音符》，卢欣渝译，生活·读书·新知三联书店，2011年，第220页。
② 朱光潜著：《悲剧心理学》，张隆溪译，人民文学出版社，1983年，第181页。
③ 曹雪芹、高鹗著：《红楼梦》，人民文学出版社，1982年，第1241页。
④ 高罗佩著：《琴道》，宋慧文、孔维锋、王建欣译，王建欣校订，中西书局，2013年，第42页。

为'文化'带来了巨量的能源。这样地脱离原先的目标,凭借着强弱不一的心理联系,攀缘附合于其他事物的能力,便叫做升华作用"。① 并且举例说明,作家为我们普罗大众"提供了纯粹形式的(即美学的)乐趣",② 满足了人类的白日梦。欣赏美,升华了人压抑的性,满足了人的白日梦。不是么?相传古罗马神话中,罗马人邀请自己的邻邦萨宾人参加宴会,同时却悄悄派罗马士兵进入萨宾城劫夺貌美女子为妻。无论是博洛尼亚(意大利)的雕塑还是科尔托纳(意大利)、普桑(法国)的油画都有表现此情此景的主题,由于其作品凸显了平衡感、动感乃至难以名状的美感,因此,无论我在国内还是国外皆看到,他们的作品(尤其是博洛尼亚的雕塑)常常成为美化、点缀环境的杰作(图2.5),而忽略了故事本身的暴力内容。在弗洛伊德看来,这难道不是一种在无意识中对暴力的投射和升华吗?那么,对于荣格来说,这难道不是在集体无意识中反映出的某种原型吗?

---

① 弗洛伊德著:《爱情心理学》,林克明译,作家出版社,1986年,第165–185页。
② 弗洛伊德著:《弗洛伊德论创造力与无意识》,孙恺祥译,罗达仁校,中国展望出版社,1986年,第50–51页。

注 释

注一：苏格拉底（公元前469-前399）古希腊哲学家，柏拉图的老师。苏格拉底一生不著一字。在其弟子柏拉图的著作中常有苏格拉底与别人的对话，这些对话有时代表苏格拉底的思想，有时又代表柏拉图自己的观点。

注二：德国古典哲学是在18世纪末至19世纪上半叶德国资本主义发展的条件下产生的。以康德、费希特、谢林、黑格尔和费尔巴哈为代表，其最大成就是从世界观的高度用辩证法取代了形而上学。

注三：兰亭序由晋代书法家、文学家王羲之撰写。其书法博采众长，充满"气韵"，被后世尊称为"书圣"；其文笔优美雅致，具有"神韵"，成为后世传颂的散文名篇。据传，王羲之的兰亭序原迹已被殉葬于唐太宗李世民的昭陵中。后世所传，只是一些临摹本和石刻本。

注四：此处是指德国存在主义哲学创始人海德格尔（Martin Heidegger, 1889-1976）的哲学观点。在海德格尔看来，"此在"（Dasein）是指"存在着的人"，而此在的存在就是烦，或者说生存的本质就是烦（参见海德格尔著：《存在与时间》，陈嘉映、王庆节译，熊伟校，生活·读书·新知三联书店，1987年，第231-237页）。

第 3 章

艺术家独特的创作与解析

第 3 章　艺术家独特的创作与解析 | Art and Psychiatry

在西方美术的历史长河中，一些绘画与雕塑无不承载着心灵痛苦或者精神病理的信息。艺术家或是运用"无意识"、"梦境"等手段，或是借用精神障碍患者的"旧逻辑"（paleologic）、"幻觉"进行创作，使其艺术作品闪烁出不同的光芒，可谓"神奇"。在超现实主义领袖、法国诗人、精神科医生安德烈·布列东（André Breton, 1896—1966）看来，"神奇的始终是美的，任何神奇的东西都是美的。的确，只有神奇的才是美的"。[①]因此，精神卫生工作者以及对"疯狂"有所探索的人文学者不妨对此探究一番，以便进一步增加对"疯狂"的理解或是对艺术"创新"的领悟。

窃以为，一名优秀的精神卫生工作者不仅要与时俱进，了解世界精神医学的动态，

[①] G.H. 汉密尔顿著："超现实主义画派"，汤潮译，《世界美术》，1986年，(29) 2：第2–8页。

树立国际视野，同时亦要拥有深厚的人文底蕴，具有历史眼光。而广泛地、深入地涉猎艺术领域则与增添我们的历史厚重感关系密切。

一、古希腊罗马时期的美术作品

湛蓝的爱琴海孕育了"高贵单纯"、"静穆伟大"的希腊人，辽阔、深邃的大海又启迪了希腊人的灵性，促使他们通往智慧、善良和优美的宝地，开启了西方社会文明的滥觞。而古罗马人则不仅是希腊文明的继承者，亦创造了属于罗马自己的辉煌。

可以说，古希腊罗马时期的文明既承载着众神的故事，又面对着顽强的生命力。通过神的故事让众生读懂了人间悲喜，面对现实生活则开启了哲学、医学、文学、艺术等诸多领域的智慧。

1. 尼俄柏的痛苦

相传古希腊神话中的尼俄柏是底比斯王安菲翁的妻子，因生有七子七女而十分骄傲，并由此傲慢地嘲笑太阳神阿波罗的母亲女神勒托只生下一儿一女，还阻止底比斯人向勒托奉献祭品。女神勒托故此大怒，命令儿子阿波罗用箭射死尼俄柏的七个儿子，女儿阿耳忒弥斯射死她的七个女儿。这令尼俄柏悲痛欲绝，她死后，一阵狂风把她吹回了儿时的故乡，在那里的一座荒山上尼俄柏化作一尊大理石雕像，常年以泪洗面。相传在尼俄柏死后出现了一种花：红花铁线莲，其花朵具有鲜红一般的颜色，仿佛是从她痛苦万分的心中流淌出的鲜血，于是，这种铁线莲又被称为"尼俄柏花"。

因此，尼俄柏成了西方文学史上痛苦、悲伤和忧郁的象征。古希腊著名的雕塑家、建筑师斯珂帕斯曾创作了雕塑《尼俄柏》，但不幸失传，后人创作了不少类似的复制品。我们仔细端详，这尊雕像不仅反映出尼俄柏即将失去最后一个女儿的悲剧性瞬间——母亲撕心裂肺的痛苦，女儿的极度恐惧（图 3.1），亦为我们领悟母女、母子之间特殊的深层心理结构提供了有力的佐证。在现实生活中，父子之间的感情似乎一般不如母子之间的感情深厚。而且，"母爱"不仅超越了动物的本能，也常成为文学艺术作品颂扬的主题。

2. 美杜莎的头颅

美杜莎是古希腊神话中的三个蛇发女妖之一。据说，美杜莎曾经是一位美丽的少女，因吹嘘自己比雅典娜长得漂亮，而被智慧女神雅典娜夺去了她的所有美丽，只留给她一个丑陋的妖怪之躯。后来，雅典娜又把美杜莎的头固定在自己的盾牌上，敌人看了盾牌上的美杜莎的脸就会变成石像。16 世纪末至 17 世纪初意大利著名画家米开朗基罗·梅里西·达·卡拉瓦乔（Michelangelo Merisi da Caravaggio，1571–1610）的一幅名叫"美杜莎的头"的作品（图 3.2），不仅展现了古希腊神话故事，更让我们看出类似急性焦虑发作的情景：美杜莎惊恐万分、魂魄俱丧。

3. 希波克拉底的体液说

希波克拉底（Hippocrates，公元前 460– 前 377）不仅是西方医学的开山始祖，也是精神医学之父。他并不赞同精神错乱来自超自然的力量，而是认为源自人体内存在的四种液体（humors）：血液（代表热）、粘液（代表冷）、黄胆汁（代表干）、黑胆汁（代表湿）。当这四种液体在身体内处于一种平衡状态时，即为健康。当这四种液体处于不平衡状态时，不仅可以出现迥然不同的性格表现如多血质、粘液质、胆汁质和忧郁质，甚至还会导致严重的精神错乱，如黄胆汁过多会出现躁狂症的表现。相反，黑胆汁过多则会引起忧郁症。在由美国普林斯顿大学科默教授出版的《变态心理学》一书中便记载了古希腊罗马时期，某男子因躁狂发作而殴打他的妻子，因其忧郁发作则卧床不起的生动场面，具有较高的史料价值。①

二、中世纪的美术作品

从历史的角度看，中世纪欧洲处于极其黑暗的时期。在哥特人、匈奴人和汪达尔人等蛮族的入侵之下，昔日以古希腊罗马为代表建立起来的西方文明被无情地摧毁了或衰败了，继之而来的则是长达千年的神权统治。尤其是中世纪初期，西方医学的发展无不深受教会影响，意大利著名医史学家卡斯蒂廖尼写道："一般说来医生不过是巫者而已，利用符咒和象征性仪式将魔鬼从人体内驱逐出去。"②

1. 疯癫的治疗

希罗尼穆斯·博斯（Hieronymus Bosch，约 1450–1516），尼德兰（注一）著名画家。他的绘画风格往往离奇、怪诞，同时也反映出中世纪精神错乱者的命运。一幅被称为"愚人治疗"的油画非常著名。画中描绘出，一名头戴"智慧漏斗"的外科医生采取开颅的方式，把邪恶的精灵从精神错乱者头上释放出去（图 3.3），旁边伫立着修道士与修女。这幅画生动地再现了中世纪欧洲社会治疗精神错乱者的真实情境，成为精神医学史上不可多得的、反映其治疗史的经典之作。

---

① Comer R. J., *Abnormal Psychology*, Worth Publishers, New York, 2010, pp. 8.
② 卡斯蒂廖尼著：《医学史》，程之范主译，广西师范大学出版社，2003 年，第 238 页。

2. 愚人的流放

愚人船（Narrenschiff）原本是一个文学术语，可能出自古希腊神话故事。但法国思想家福柯考察发现，中世纪末期一些欧洲国家如德国让其船员将不少精神错乱者驱逐到其他港口。他写道："疯人被囚在船上，无处逃遁。他被送到千支百叉的江河上或茫茫无际的大海上，也就是被送交给脱离尘世的、不可捉摸的命运。"①博斯的另一幅油画叫"愚人船"，反映出精神错乱者在凄风苦雨中尚未看到希望的曙光，他们被装上"愚人船"（图 3.4）随波逐流、背井离乡，驶向了永无完期的旅途。

3. 癔症的流行

在中世纪欧洲曾经出现过集体疯狂般地跳舞，被称为跳舞狂（choreomania，dancing mania）。这种跳舞狂很可能是一种集体性的癔症样发作。并且，但凡出现集体性的精神障碍发作，多半不仅是生物因素起作用，社会文化因素也常常扮演着重要的角色。"这些人主要是些底层阶级的人，被一种无法控制的力量强迫地、着迷一般地围在一个圆圈里跳舞，直跳到大家精神恍惚迷离，似乎看见了天空稀奇古怪的幻影为止。"②老彼得·勃鲁盖尔（Pieter Bruegel the Elder，约 1525–1569），是另一位尼德兰画家，他继承了其前辈博斯的艺术风格，又称"新博斯"。尽管勃鲁盖尔生长在文艺复兴时期，但他的绘画"疯子"（1564）却如实地反映出中世纪多见的集体性癔症样发作。图 3.5 为荷兰艺术家亨德里克·宏丢斯复制的勃鲁盖尔的"疯子"的雕刻作品（1642）。而老勃

---

① 米歇尔·福柯著：《疯癫与文明》，刘北成、杨远婴译，生活·读书·新知三联书店，2007 年，第 8 页。
② 文士麦著：《世界医学五千年史》，马伯英、李莹、林海群译，蔡景峰校，人民卫生出版社，1985 年，第 66 页。

鲁盖尔的儿子小扬·勃鲁盖尔也有过类似的油画作品。

三、文艺复兴时期的美术作品

在西方文明史中，由意大利在13世纪末、14世纪初发起的文艺复兴运动是一场反对封建、反对神权的思想文化运动。更重要的是它凸显了人文主义的思想，具有"非基督教哲学的特征，强调人类的高贵，拥护个人主义和世俗价值"。[①] 从15世纪开始，文艺复兴运动遍及德国、法国、英国、西班牙、荷兰等欧洲各国，有利地推动了西方文明的进程。在这样一种既复古（恢复古希腊精神）又创新（探索未知世界）的思想文化氛围之下，西方医学也伴随着艺术、文学的发展而前进。解剖学的复兴、血液循环的发现、法国医生费内尔的《医学全集》……

然而，文艺复兴时期又是一个充满矛盾的时期，尤其是在对待精神错乱者方面，依旧缺乏人道主义的关怀。虽说这个时期对"疯狂"已经出现了包容的端倪和正确的看法，但总体而言，精神错乱者仍滞留于漫漫黑夜里，尚未迎来人道之光、科学之光。从这个侧面也可以看出，人类的文明进程并非呈直线发展，而是迂回、曲折、缓慢地向前迈进。

1. 修道士的《巫术之锤》

一本由两位修道士在1487年出版的《巫术之锤》（图3.6）可以说在指导思想上仍旧是中世纪神权意识的延续，表明教会与宗教裁判所把巫师看成敌人而予以迫害致死，其中不乏具有癔症样表现或充满性幻想的众多女巫师。可以说，这是一本精神医学史最早的指南之一，但可悲

[①] 唐纳德·卡根、史蒂文·奥兹门特、弗兰克·特纳著：《西方的遗产》，袁永明、陈继玲、穆朝娜等译，上海人民出版社，2009年，第325页。

的是，它不是治疗精神错乱者的指南，却成为迫害他（她）们的手册，曾先后使 600 多万名女巫师命丧黄泉。

2. 丢勒的自画像

阿尔布雷希特·丢勒（Albrecht Dürer，1471–1528）不仅是德国文艺复兴时期版画创作的杰出代表，而且他从小就擅长于自画像。在西方绘画史上，丢勒的一幅郁郁寡欢的自画像折射出双重的含义：这幅绘画中的人物从中世纪至高无上的基督转向现实生活中的人（他本人），象征着人类的觉醒；同时又流露出丢勒内心世界的淡淡忧愁，直面内心，代表着人类的困惑。这幅自画像的确令人震撼，被誉为"史无前例的自画像"（图 3.7）。每当你静默观看他的双眼，他便会凝视、直面你的内心，仿佛心灵之间在对话。

四、近、现代的美术作品

一般认为，从 17 世纪中叶以英国为代表开启了世界近代历史的进程。接下来我们将介绍 17 世纪至 20 世纪的与"疯狂"有关的西方美术作品。

1. 圣特雷萨的幻觉

特雷萨是 16 世纪西班牙的一位修女，从小出现精神失常，尤其是每当她病情发作时，便会出现幻觉。后来她用文字将这些幻觉记录下来，结果却被教会封为圣徒，即圣特雷萨。"她处于一种缥缈的幻觉中，处在世俗的情感与神圣之爱的矛盾中和起伏的激情风暴的冲击中"。[1] 意

---

[1] 威廉·弗莱明、玛丽·马里安著：《艺术与观念》，宋协立译，北京大学出版社，2008 年，第 401 页。

大利雕塑家、建筑家贝尼尼 17 世纪中期创作的《圣特雷萨的迷醉》不仅成为巴洛克艺术的典范,亦再现了特雷萨异常的心理活动(图 3.8)。

从精神医学角度看,圣特雷萨出现了幻视和情感倒错(尽管她的身体受到箭头的刺痛,但内心却深深感受到了上帝之爱)。我有幸在中国国家博物馆举办的"罗马与巴洛克艺术展"上近距离地看到了圣特雷萨修女的面部模具,极富表现力。可以说,贝尼尼把这种复杂的异常心理活动刻画得入木三分,在西方雕塑艺术史中可谓上乘之作。

2. 贝特莱姆医院的疯子

在西班牙的巴伦西亚(1409)率先设立了专门收治精神错乱者的机构——疯人院(lunatic asylums)之后,英国伦敦的贝特莱姆医院亦由一家综合医院经过两百余年的演变,成为专门收治精神错乱者的机构,即当地非常有名的"Bedlam"(1547),意为疯人院。遗憾的是,疯人院并未得到文艺复兴的光芒照耀,这些机构甚至成为当地旅游的收费景点,为观光者提供另类"观赏"。英国画家、版画家威廉·贺加斯(William Hogarth,1697–1764)的版画记载了精神错乱者身陷牢笼、枷锁在身,不时语无伦次、行为古怪,而无聊的达官贵人却有闲心"观赏"的真实情景(图 3.9)。同样在法国,到作为总医院(hôpitaux généraux)之一的俾塞特尔医院(1656)"参观疯子一直是巴黎波西米亚区资产阶级的周末娱乐项目之一"。[①]

3. 戈雅的疯人屋

弗朗西斯科·卢西恩特斯(Francisco José de Goyay Lucientes,1746–

[①] 米歇尔·福柯著:《疯癫与文明》,刘北成、杨远婴译,生活·读书·新知三联书店,2007 年,第 62 页。

1828）是西班牙浪漫主义画家。他在 1794 年画过一幅油画《院子中的疯子》，画中的院子实际上是西班牙萨拉戈萨的一间疯人院。这幅画揭露了当时的疯人院仅仅是把这些精神错乱者囚禁起来，与社会隔离，并没有为这些人提供人道的帮助和必要的治疗。之后，戈雅在 1812—1813 年又创造了另一幅油画《疯人屋》，① 画面显示出精神错乱者与世隔绝、"自娱自乐"，以及社会对他们缺乏人道主义的关怀，真实地再现了当时的社会对待精神错乱者的态度与行为（图 3.10）。

4. 法国医生比奈的革命

可以说，从 18 世纪末开始，精神医学逐渐被视为医学的独立分支。法国医生菲利普·比奈（Philippe Pinel，1745—1826）主张精神病起因于脑部的病理变化，并于 1793 年大胆地解除了巴黎俾塞特尔医院 49 名男性精神病患者（注二）的枷锁。之后，比奈又于 1795 年解除了另一所医院（Salpêtrière）的女性精神病患者的铁链，从而开启了精神医学史上"道德治疗"的伟大时代，史称"第一次精神卫生革命"。为此，法国画家托尼·罗伯特·弗勒里（1876）创作了一幅油画，纪念这一难忘而富有划时代意义的时刻（图 3.11a，3.11b）。②

毋庸置疑，法国画家弗勒里的这幅油画在精神医学史上彪炳史册。

1839 年摄影技术的诞生深深影响着绘画艺术。或者说，绘画艺术面临着巨大的挑战。因此，不少画家为了艺术的创新与超越，重新探索和理解绘画，尤其从外在的客观描绘转向对内心世界的感受与表现，并且逐渐开始对欧洲以外的艺术发生兴趣，如来自非洲的和太平洋岛屿的艺术。

---

① Hughes R., *Goya*, Random House, Inc., New York, 2004, pp.136-138.

② Jean-Pierre Schuster, Nicolas Hoertel and Frédéric Limosin. *Br J Psychiatry*, 2011, 198(3): 241.

19 世纪的印象派（又称印象主义画派）、点彩派便是探讨"光和色"的产物。而凡·高、蒙克和达利是 19 世纪以来享誉欧洲乃至世界的艺术大师，他们的艺术创作更是大胆尝试，或独辟蹊径或标新立异，具有独特的美学价值。其作品影响久远，深为后世仰慕。

然而，这几位大师的艺术创作却承载着精神病理的信息，或是受到精神障碍的影响，或是有意发挥了"无意识"的作用。接下来让我们踏寻他们的人生轨迹，赏析他们的艺术魅力。

> "我越是耗尽精力，越是患病、疯疯癫癫，
> 越是一个艺术家——创造性的艺术家。"①
>
> 凡·高

5. 凡·高的星光灿烂 ②

荷兰画家文森特·凡·高（Vincent van Gogh）是 19 世纪的一个传奇式人物。他在其短暂的一生当中，尤其是在他从事艺术生涯的 10 余年里，他绘制了大约 600 幅油画和 800 余幅其他画种的画作，成为后期印象主义三位最具代表性的画家之一。其作品充满神奇、价值连城，可是他生前仅售出过 1 幅名叫《红色的葡萄园》的画。

更悲哀的是，凡·高生前穷困潦倒，爱情离他远去，病魔缠身，多舛的命运最终使他走上了不归之路。凡·高死后，世人不仅被他的艺术杰作所陶醉，被他的传奇故事所感染，而且还有不少学者研究其精神障

---

① 欧文·斯通、吉恩·斯通编：《凡·高自传》，澹泊、徐汝舟、周良仁、张叔宁、周全霖、刘迎译，湖南文艺出版社，1991 年，第 338 页。

② 李洁著："后期印象主义画家凡·高（1853-1890）"，《神经疾病与精神卫生》，2004 年，4（5）：407-408。

碍与艺术创作的关系，亦即探讨天才人物的病迹学（pathographie）与其艺术创作的关系。

（1）凡·高生平简介

1853年3月30日凡·高出生在荷兰一个基督教牧师的家庭中。凡·高共有3个妹妹、2个弟弟。其中，弟弟泰奥是凡·高一生的知己和经济资助者。没有证据显示凡·高的祖宗患有精神病，但其最小的妹妹患有精神分裂症，79岁时死于精神病院。凡·高从小性格固执、古怪、不合群、情绪易激动。12岁时被送往寄宿学校读书，16岁时开始在其叔叔的艺术公司当店员。凡·高20岁时迁往伦敦。不久，便遭受到失恋的打击，数月里出现抑郁心境，后热衷于神秘主义和宗教。23岁时因对艺术品销售不感兴趣而被公司解雇。随后2年，凡·高想继承父业，成为正式的牧师，但未能如愿，心情郁闷。26岁时开始了他的流浪生活，并开始画素描。28岁时向其表姐求婚失败，再次体验到挫折、抑郁。

凡·高33岁时前往巴黎，接触了一些著名的画家如劳特累克、毕沙罗、保罗·高更等。此时，凡·高开始饮用当时法国艺术家喜饮的苦艾酒，该酒被视为"19世纪艺术家的可卡因"，它的有效成分是α-侧柏酮，具有抽搐的作用，可阻断脑内$GABA_A$受体（注三）。由于苦艾酒的毒性，后来法国及其他许多国家都禁止使用。凡·高35岁时前往法国南部城市阿尔，不久他出现了明显的行为异常：对高更采取攻击性行为，割下自己的一小片耳朵送给一个妓女，当即被送往阿尔医院接受治疗。凡·高在住院期间出现过严重的激越、幻听及被害妄想。被Rey医生诊断为癫痫，服用溴化钾治疗。此后，凡·高又因精神障碍的复发而第2次、第3次短暂地住进阿尔医院接受治疗。最后，又迫于当地居民的压力,凡·高自愿前往圣雷米的精神病院接受治疗。在圣雷米的精神病院,主治凡·高的 Peyron 医生仍诊断他为癫痫。在凡·高住院的 1 年里,共出现过 3 次带有遗忘特点的、精神障碍的复发。其中,2 次复发与饮用苦艾酒不无关系。凡·高出院后搬到巴黎附近瓦兹河畔的奥弗小镇居住,在那里度过他人生最后的 60 余天,并以开枪自杀的方式结束了自己年轻的生命,年仅 37 岁。

(2)疾病诊断

凡·高的疾病诊断困惑了 20 世纪的医生们,几乎产生了近 30 个不同的诊断,从铅中毒、梅尼埃病、神经性梅毒到不同的重性精神障碍及人格障碍。德国著名的哲学家、精神医学家卡尔·雅斯贝尔斯(1922)基于凡·高出现的幻视、幻听、被害妄想及攻击性行为等精神病性症状,考虑他患精神分裂症。但其精神症状具有意识障碍及发作后不能回忆,且有完全缓解期等特点,故目前很少有人同意该诊断。美国当代精神医学家贾米森(1996)(注四)考虑到凡·高的循环型气质,抑郁与兴奋的交替出现,精神症状周期性发作、季节性加重,发病间歇性智力的相对完好,以及其家族中存在明显的精神病与癫痫史,认为凡·高患双相情感障碍,至少包含了重性抑郁和轻躁狂,即双相 I 障碍。①

目前学术界比较肯定的至少有两点:一是凡·高患有癫痫;二是凡·高具有物质依赖,长期嗜苦艾酒。但其精神障碍与癫痫的关系,尚不确定。Harris(2002)认为凡·高患颞叶癫痫及情感性障碍。Blumer(2002)仍比较赞同 Gastaut(1952)对凡·高的疾病分析与诊断。Gastaut 从凡·高早年的照片和其后来的自画像中头颅不对称的迹象,推

---

① 凯·雷德菲尔德·贾米森著:《疯狂天才》,刘建周、诸逢佳、付慧译,上海三联书店,2007 年,第 94–136 页,第 217–218 页。

测凡·高出生时有大脑损伤。凡·高的病前性格明显带有思维粘滞性、关注细节、好争辩等癫痫性格。凡·高"割耳朵事件"后送往阿尔医院，被 Rey 医生诊断为癫痫，服用溴化钾治疗，该药是当时治疗癫痫的标准用药，它具有抗抽搐的作用。凡·高住院后病情很快缓解。约在住院 3 周后绘制了《抽着烟斗、包扎着耳朵的自画像》。该画显示凡·高的情绪恢复到平静状态。正如凡·高在给弟弟泰奥和妹妹威廉明娜的信中所说，"难以忍受的幻觉消失了，目前仅在梦魇中才出现，我相信这是服用溴化钾的结果"。[1] 因此，Gastaut 认为凡·高患有颞叶癫痫（复杂部分性发作），而凡·高的长期嗜酒则对颞叶癫痫包括发作性烦躁不安（interictal dysphoric）及精神病性症状的出现，起到了诱发（precipitating）的作用，凡·高的最后自杀可能是短暂的抑郁情绪所致。

（3）艺术特点

凡·高早期的绘画，注重于写实，代表作为《吃土豆的人》，真实反映了农民的贫苦生活。1886 年凡·高到了佛罗伦萨以后，开始研究法兰德斯（现在的比利时）画家鲁本斯和日本浮世绘版画，在绘画上的用色明快了。同年在巴黎，凡·高受到印象主义画派的影响，创作了《塞纳河畔》等。在 1887–1888 年间，凡·高的画风脱离了模仿印象主义的轨迹，开始形成自己独特的风格，尤其是自己出现了明显的精神障碍后，艺术风格更加独特，喜欢用强烈的线条和色彩来表达自己对世界的感受。他最有名的传世之作《向日葵》，每朵花好似一团火，细碎的花瓣和葵叶就象燃烧的火苗，整幅画仿佛是烧遍画布的熊熊火焰，折射出画家本人强烈的情感反应，是画家本人渴望生活的真实写照。在《星光灿烂》（1889）（图 3.12）中，橙色的月亮晕染着黄色，蓝色的天空星星

---

[1] Blumer, D., "The illness of Vincent van Gogh". *Am J Psychiatry*, 2002, 159: 519–526.

点点，地上的村庄、麦田和橄榄树丛浑然一体，这幅作品强有力地反映出具有螺旋式笔触、颤动的线条、强烈的色彩对比，以及起伏不定的节奏，这可能反映出画家本人在创作之际处于一种意识朦胧状态（twilight state），颇有神来之笔。尽管天空充满了骚动，但整个艺术作品的氛围却处在一种舒适与宁静之中，这亦可能折射出画家本人的内心冲突暂时趋于一种平衡之中。

有学者敏锐地观察到，酒精中毒者的绘画尤其钟情于黄色。因此，凡·高在冷色调中凸显的暖色调——橙色与黄色（贴近色）很可能与其喜用苦艾酒不无关联。

正如凡·高在给其胞弟提奥的信中坦然写道："在一定程度上，是疾病使我画出了高水平的画。"① 或者说，尽管凡·高罹患某种或几种精神障碍，但上苍却神奇般地赋予了他独具的艺术风格之美。

如果说在凡·高身上潜藏着某种别人所不具备的东西的话，那就是他独有的、生存状态的两极性：渴望生活与放弃生存，精神富有与物质贫瘠，陶醉艺术与缺少爱情，亢奋与忧郁，健康与疾病，审美与离奇，耀眼的橙色与阴郁的蓝色……

"疾病、疯狂和死亡是守在我摇篮旁的黑色天使，并跟随我一生。"②

爱德华·蒙克

---

① 欧文·斯通、吉恩·斯通编：《凡·高自传》，澹泊、徐汝舟、周良仁、张叔宁、周全霖、刘迎译，湖南文艺出版社，1991年，第363页。
② Harris, J. C., "Anxiety". *Arch Gen Psychiatry*, 2004, 61：15–16.

6. 蒙克的呐喊 [①]

挪威油画家、版画家爱德华·蒙克（Edvard Munch）长期从事绘画艺术，尤其擅长肖像画与风景画的创作，并开创了表现主义（expressionism）的先河，善于表现自我的主观感受，以过分夸张的形体和色彩宣泄（catharsis）自己内心的苦闷。他最负盛名的代表作《呼喊》，将人的焦虑（angst- 德语：焦虑）渲染到无以复加的地步，这种独特的艺术创作亦与他异常的精神状态有关。

（1）蒙克生平简介

1863年12月12日蒙克出生于一个相对贫困的挪威家庭。父亲是一名随军外科医生，笃信基督教，带有明显的神经质和宗教性的忧郁质，祖父也死于精神病院。5岁时他母亲死于结核病，14岁时姐姐索菲亚也死于结核病，妹妹亦患有精神病。这些不幸的生活事件使蒙克遭受了重大的精神创伤，在他成长的过程中留下了性情忧郁的烙印。这种忧郁、悲伤的体验反映在他早期的作品《病娃》中，整幅画面色调低沉灰暗，悲剧气氛强烈。

17岁时蒙克进入挪威首都奥斯陆工艺美术学校习画，受到印象主义画派的影响。22岁时获得奖学金赴法国巴黎学习，之后主要在巴黎和德国柏林工作，受到后期印象主义画派的影响。后来发展了带有个人特色的表现主义风格。45岁时蒙克曾出现较为明显的精神障碍（慢性失眠、滥用酒精和幻觉等）。根据蒙克的描述，他本人很可能罹患双相障碍（伴有精神病性症状），在丹麦的哥本哈根私人精神病院门诊接受治疗，后回到挪威休养，并继续从事艺术创作。1944年1月23日卒于

[①] 李洁著："表现主义画家爱德华·蒙克（1863–1944）"，《神经疾病与精神卫生》，2004年，4（6）：486。

奥斯陆，享年81岁。蒙克去世后，根据他的遗嘱，无条件地将他的油画、素描、版画及雕塑等大量艺术作品捐给了奥斯陆市。

（2）艺术特点与精神状态

蒙克的绘画题材多以情爱、疾病、焦虑和死亡为主。如蒙克在1892年至1902年期间绘制的系列油画、木刻画《忧郁》（图3.13），无不散发出忧郁特质：心情郁闷、毫无愉快感，并且，可能在河边思考着"生还是死"的终极问题。他尤其擅长采用对比强烈的线条、色彩和夸张的造型表现自己的情感。1893年，蒙克创造了西方美术中最著名的、神经症的动感形象《呐喊》（图3.14）。他在创作《呐喊》时写道："一天傍晚，我和两个朋友一起散步。太阳下山了。我感到忧郁。突然间，天空变得血一样的红。我停下来，靠在栏杆旁，疲惫不堪，我的朋友注视着我，走了。在灰蓝色的峡湾和城市的上空，我看到了血红的火光，我的朋友走了。我战栗起来，我感到一阵带有刺耳的尖叫。于是，我画了这幅画，并把云彩画得血一样红。"这幅画是蒙克在情感不稳定（emotional instability）的状态下创作的，折射出画家本人内心的焦虑不安或无意识的冲突（unconscious conflicts）。通过画面人物的惊恐发作（panic attacks），亦反映出19世纪末一些人们的失望、绝望情绪。相反，在他后来情感稳定状态下创作的《扫雪的矿工》等作品，却没流露出往日的内心冲突与骚乱，作品风格变得明亮、宁静而富有哲理。

如果说精神分析理论还有些道理的话，那么，蒙克不仅能有效地运用艺术的手段将自己心灵深处的忐忑不安、抑郁宣泄、释放出来，同时也揭示了人类心灵深处的"集体无意识"与惶恐不安。此外，更重要的是，蒙克亦成功地应用艺术的手段将自己的绘画推向了独特的巅峰，《呐喊》由此成了表现主义艺术的扛鼎之作。

"达利永远不会疯。"

萨尔瓦多·达利[1]

7. 达利的"偏执狂"[2]

萨尔瓦多·达利（Salvador Dalí）是 20 世纪西班牙超现实主义（surrealism）画家。与同时代的、极具世界影响力的西班牙画家毕加索齐名。他怪诞的胡须与凡·高的耳朵和毕加索的睾丸（注：意为情欲）相媲美。尽管如达利所言"我没疯"，但他运用弗洛伊德"精神分析"中的无意识理论（unconscious theory）以及独创的艺术创作手法"偏执狂批判法"（paranoiac-critical method），使他的绘画宛如璀璨夺目的明星，在西方美术史上占有了非常重要的地位。

其实，这种独特的艺术创作无不与达利"有意"处于精神异常状态有关。

（1）达利生平简介

1904 年 5 月 11 日达利出生于西班牙的菲格拉斯市，是一位富有的法律公证人之子。然而，父母给他取了与 3 年前已故哥哥相同的名字：萨尔瓦多，这对他从小对自我的辨认产生了不利影响。尽管达利从小体弱多病，但他却任性骄狂、行为怪异、喜恶作剧。好在达利从小就生活在一个艺术氛围浓郁的环境中，从而没有埋没他的绘画天赋。

达利 14 岁时就在菲格拉斯市剧院举办的当地艺术家作品展中展示

---

[1] Dalí S., *Diary of a Genius*. Solar Books, 2007, pp.137.
[2] 李洁著："超现实主义画家萨尔瓦多·达利（1904–1989）"，《神经疾病与精神卫生》，2005 年，5（2）：160–161。

了自己的油画作品。17岁时就读于马德里费尔南多美术学院，结识了西班牙诗人、剧作家洛尔卡和电影导演布努埃尔。21岁时拜读了弗洛伊德的杰作《释梦》，这对他的艺术创作产生了巨大影响。22岁时前往法国巴黎拜访毕加索，参观卢浮宫博物馆。23岁时完成第一幅超现实主义油画《蜜比血甜》。25岁时达利遇到了影响他一生的恋人、模特儿加拉。同年（1925），达利创作的油画《高贵的自慰者》投射出他的性压抑与性焦虑，并遇到法国精神医学家、精神分析学家拉康。达利受到拉康博士论文《论偏执性精神病与个性的关系》的启发，独创了"偏执狂批判法"的艺术手法。32岁时创作的著名油画《内战的预感》给人一种惶恐、残酷与疯狂之感。达利从37岁起又开始了他的"古典主义绘画"，把目光集中于宗教与科学。后在美国纽约、欧洲等地举办画展、演讲等。1989年1月23日，特立独行、多才多艺的达利谢世，享年85岁。达利死后将其全部遗产、遗作捐给了西班牙政府。

（2）艺术特点与精神状态

超现实主义是一场文学艺术与视觉艺术的运动。由曾当过精神科医生的法国诗人安德烈·布勒东等人于1924年创立，他们以柏格森的"生命冲动"和弗洛伊德的"无意识思想"为理论基础，反对理性，颠覆传统，认为只有无意识、梦境甚至幻觉才能揭示人的精神活动，达到绝对的真实，即"超现实"。达利在这样一种文艺思潮与美学观点下，独创"偏执狂批判法"的艺术手法，即在自己的身上诱发幻觉，使自己"有意"处于精神异常状态，并运用自由联想的方式激发出创作意念。

如在1931年达利创作了最负盛名的、被视为超现实主义绘画史上的经典之作《记忆的永恒》（"导言"图2），它犹如一幅被扭曲的静物，通常树木象征着生命，但这幅画里却是凄凉的枯树，代表了时间的流逝；一群蚂蚁聚集在前景静止的时钟上，仿佛残酷的岁月流逝终将人类毁灭；画面中间有一个奇怪的扭曲物体，一般被认为是达利的自画像，而最具特色的是钟表变软，很可能是达利诱发出类似于精神分裂症患者所出现的感知综合障碍（psychosensory disturbance）：对钟表的整体感知到了，但对它的材料（由硬变软）、形状（由圆变非圆）却感知错了。正是这种对事物个别属性的"错误"感知，才使这幅油画成为传世经典。此外，达利还创作了一组双重影像（double images）式的作品，如《纳西瑟斯的蜕变》《梦境》及《秋天的自相残杀》等，更加彰显如真似幻般的艺术效果。

可以看出，以达利为代表的超现实主义者充分运用无意识、梦境、幻觉、催眠术等手段创作出新奇的、不朽的艺术杰作，成为西方美术史上的奇葩。

伟大的德国诗人、剧作家歌德曾经告诉我们："艺术的真正生命正在于对个别特殊事物的掌握和描述。"[①] 尽管这段话当时是指文学创作，但我们相信各种艺术之间都是相通的。凡·高、蒙克和达利之类的艺术大师将艺术的理念、具体的技法和独特的亲身体验融于一体，创作出了不朽的杰作，令世人赞叹、仰慕。

---

① 爱克曼辑录：《哥德谈话录》，朱光潜译，人民文学出版社，1978年，第10页。

注 释

注一：尼德兰是"洼地"的意思。包括现在的比利时、卢森堡、荷兰和法国西北部地区。尼德兰美术的主要成就在于其绘画，它曾是欧洲重要的艺术中心。自1579年荷兰独立后，尼德兰美术发展为荷兰美术与佛兰德斯美术。

注二：在两千多年前以古希腊的名医希波克拉底为代表，开创了精神医学的先河。相应地，精神病和精神卫生机构的名称亦随着时代的发展而变化。简述如下：①②③

（1）精神病名称的演变：

ⅰ 精神失常（madness）/精神错乱（insane）：在人类最早出现的文明社会——美索不达米亚地区（大体位于现今的伊拉克）以及古埃及等认为，人们出现精神失常/精神错乱是受邪恶的神灵所影响（即魔鬼所致：附体 possession。中世纪西方社会的观点亦认为如此）。而在古希腊，既有希波克拉底的"体液不平衡"说，又有柏拉图的"神灵附体"说以及民间的"月亮疯"等超自然说。因此，在当时对待"精神病"的观点与称呼并不一致。

ⅱ 精神疾患（mental illnesses）：大约从18世纪开始，一些医生开始强调用医学的观点而非采取神学、哲学的看法对待精神失常/精神错乱。

ⅲ 精神疾病（mental diseases）：大约从18世纪末、19世纪中期开始，一些精神医学家开始明确认为，精神疾患是一种脑部疾病。因此，将精神疾患称为精神疾病，尤其是将精神分裂症、躁郁症等称

---

① Kaplan & Sadock's Comprehensive Textbook of Psychiatry, 9th ed. Lippincott Williams & Wilkins, Philadelphia, 2009, pp. 4474-4509.
② 李洁著："穿越历史，走进现代，走向后现代——从社会文化视角俯瞰精神卫生机构的演变"，《中国医学论坛报》，2012年，38（49）：A8-A10.
③ 格拉汉姆·托尼考夫特、米歇尔·坦塞拉著：《追求优质的精神卫生服务》，李洁译，冉茂盛审校，人民卫生出版社，2012年，第22-34页。

为精神病（psychoses）。

ⅳ 精神障碍（mental disorders）：在国外如英国（1859年）、美国（1944年）较早便有学者使用精神障碍一词。在中国"中华医学会精神科学会"1995年出版的《中国精神疾病分类方案与诊断标准，修订版》（CCMD-2-R）中仍使用精神疾病（mental diseases）一词，表明当时国内仍受生物医学影响至深，认为探讨精神疾病如同研究心脏疾病（heart diseases）一样。其实不然，精神疾病除大多数病因不清以外，还有心灵与灵性等主观性问题的存在。直到2001年，"中华医学会精神科学会"出版的《中国精神障碍分类方案与诊断标准，第三版》（CCMD-3）才改用精神障碍（mental disorders）一词，表明在此方面中国精神医学专家与欧美等国同行的观点趋于一致。更重要的是，2013年在我国实施的《精神卫生法》中，将"精神病"患者称为精神障碍患者，这主要表明两种含义，一是更符合这类障碍的特征，二是降低了这类患者的病耻感。甚至，在欧美等国将这类患者称为精神卫生服务的使用者（users）和消费者（consumers）。

（2）精神卫生机构名称的演变：

在历史上精神卫生机构大致经历了以下几种变化：

ⅰ 收容院（asylum）：大约从中世纪至15世纪。在中世纪一些阿拉伯国家的城市如伊拉克的巴格达（750年）、埃及的开罗（873年）、叙利亚的大马士革（800年）以及受伊斯兰教统治的西班牙之城格拉纳达（1365年）相继建立了收容院（或避难所），为贫困者、无家可归者和精神错乱者提供庇护和支持。

ⅱ 疯人院/疯人屋（lunatic asylum/madhouse）：大约从15世纪至18世纪末。在收容院的基础上，设立主要收容、收治精神错乱者的机构，如西班牙的巴伦西亚（1409年）率先设立专门收容、收治精神错乱者的机构——疯人院。

ⅲ 精神病院（psychiatric hospital/mental hospital）：大约从18世纪末至20世纪中期。认为"精神病"属于一类疾病，需要获得监管和治疗，即精神医学史上的"道德治疗"。但是，除了20世纪30年代出现的胰岛素昏迷治疗（现已不用）和电休克治疗以外，对待精神病患者尚无更多、更好的治疗方法。因此，在该阶段以监管患者为主，且住院机构较为庞大。1898年，中国在广州建立了第一家精神病院。①

ⅳ 精神病医院（psychiatric hospital/mental hospital）：大约从20世纪中期至今。从1952年抗精神病药氯丙嗪的诞生标志着精神病医院的出现，更多体现在精神药物的有效治疗。因此，在该阶段以医院治疗和社区照管为主。

ⅴ 几种精神卫生机构（mental health institutions）并存：大约从20世纪80年代至今。精神病医院虽存在（意大利除外），但其精神科床位数逐渐缩小，并提倡在综合医院设立精神科和在社区卫生机构开展精神卫生服务。

因此，为学术严谨起见，本书在不同的时期使用了相应的术语，当然，以上划分并非泾渭分明，亦非十分精准，特此说明。

注三：$GABA_A$ 受体：GABA 系 γ-氨基丁酸的简称，为哺乳动物中枢神经系统中重要的抑制性神经递质。它在减少脑内杏仁核和皮质-纹状体-丘脑-皮质（cortico-striato-thalamo-cortical，CSTC）神经回路等区域许多神经细胞的活动中起到重要的调节作用。其相应的受体为 GABA 受体。它主要有三种受体亚型，即 $GABA_A$、$GABA_B$ 和 $GABA_C$。$GABA_A$ 和 $GABA_C$ 属于配体门控离子通道。当神经递质与相应的受体结合后，离子通道开放，细胞膜通透性增强，正离子或负离子进入细胞，进而产生一定的生物学效应。$GABA_A$ 和 $GABA_C$ 与氯离子通道相偶联。若 $GABA_A$ 受体功能失调，则可能与出现抑郁障碍、焦虑障碍以及癫痫等神经精神障碍有关。而 $GABA_B$ 则属于 G 蛋白偶联受体，可能与钙离子和/或钾离子通道和 G 蛋白相偶联，且可能参与调控疼痛、记忆、心境以及其他中枢神经系统的功能。$GABA_C$ 受

---

① Jie Li., "The First Psychiatric Hospital in China". *Br J Psychiatry*, 2010, 197: 440.

体的功能目前尚不清楚。

注四：凯·雷德菲尔德·贾米森（K. R. Jamison，1946–）系当代美国著名的精神医学家，尤擅长双相障碍研究。此外，她本人亦患有双相障碍。与美国 F. K. Goodwin 教授主编了世界知名的精神医学权威著作：《躁狂抑郁症》(1990，2007)；同时，贾米森又出版了研究"疯狂与创造性"方面的专著：《疯狂天才》(1996)，该书融科学与文学艺术为一体，是一本值得推荐的学术作品，感兴趣的同道可进一步阅读。

第4章
西方美术与精神病理现象

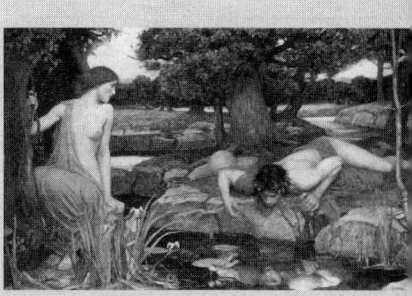

第 4 章 西方美术与精神病理现象
Art and Psychiatry

我记得 20 世纪 70 年代末、80 年代初，人民美术出版社出版了《外国美术介绍》系列画册，为国内美术界同行以及大众了解世界美术打开了一个难得的窗口。有缘的是，在介绍法国画家席里柯（Théodore Géricault, 1791–1824）的画册中，本人看见过一幅名叫《梅杜萨之筏》的油画。画中描绘了在汪洋大海中遇险的一群人，他们身处绝望与希望、呻吟与惊呼之中，整个画面明暗对比强烈、人物动态明显，令人震撼。同时，在该画册中我还看到了席里柯的另一幅油画《疯女》（图 4.1），这幅作品细腻地刻画出精神障碍患者"带有想法"的眼神和略带焦虑的表情，令人难忘。不久，我又在《外国美术介绍》中看到了介绍荷兰画家凡·高的专辑，他的事迹令人永生难忘，他的"星空"令人迷醉。可以说，这些是我在做精神科医生之前，初次从美术视角触及精神障碍患者。从这些痛苦的心灵之中，我洞见了艺术之美。

其实，翻开西方美术史，的确有不少作品是与精神病理现象或者精神障碍患者有关。下面，我们将从两个方面探讨西方美术与精神病理现象之间的关系。一方面，一些艺术家通过美术作品真实地反映出精神病理现象；另一方面，一些精神障碍患者的绘画、音乐等艺术作品具有独特的审美性，亦获得了不少学者的认可与称赞。

记得1985年那个寒风料峭的冬季，我在北京安定医院进修。3区的患者小春儿，罹患精神分裂症，不仅服用传统的抗精神病药治疗，还接受伴有抽搐的电休克治疗（俗称"电疗"）^{（注一）}，由于他惧怕"电疗"，每次做"电疗"之前都带有痛苦样的嚎叫声，但在做完治疗之后，他又渐渐地摆脱了恐惧、苦痛的阴影。尤其是，他在画画时才仿佛看到了人间的希望与人生的意义，流露出一丝发自心底的欢快，找到了一种表达自尊与自由的方式。他在我的脑海中留下了难以抹去的记忆。无论是想起令他畏惧的情景，还是看见他送给我的蜡笔画（见扉页 i），都会使我的心情久久难以平静……应该说，"尊重、理解、关爱"身处心灵苦难中的同胞，是我们精神卫生工作者当仁不让的终生使命。

一、分裂混乱的世界

1. 希罗尼穆斯·博斯的世界

如前所述，希罗尼穆斯·博斯是尼德兰一位著名画家，出生于绘画世家。他擅长画怪诞离奇的人物，主要作品有《圣安东尼的诱惑》、《嘲笑基督的人们》等。在博斯最具代表性的三联式祭坛画《乐园》（"伊甸园"、"人间乐园"和"地狱"）的"地狱"中（图4.2），画面怪诞离奇、充满暴力,并使用了大量的象征与符号,创造出一个如幻似真、分裂混乱的世界。

意大利文艺复兴时期的"全才"达·芬奇强调的是人性的高贵与优美,而与达·芬奇同时代的博斯揭示的却是人性的脆弱与邪恶,难道博斯的"地狱"预示着人类的结局吗?画中深层的隐喻又是什么?迄今为止,这些晦涩难懂的问题令五百年后的画坛仍然争论不休。从精神医学角度看,博斯支离破碎的"地狱"好似精神分裂症患者发病时的认知特征:思维混乱、离奇,并运用了大量的"病理性"象征手法。

2. 路易斯·韦恩的猫

路易斯·韦恩(Louis Wain,1860-1939)是英国著名画家。他从小生长在一个商人家中,是家中的长子,他的5个妹妹终生未嫁,且最小的妹妹因患精神病而住进精神病院接受治疗。韦恩患有先天性唇裂,因而上学较晚,且常常逃学、闲逛。后来韦恩入读西伦敦艺术学校,成为自由画家。他画的猫拟人化,很传神。因此,韦恩画的"猫"常出现在挂历、儿童相册和明信片上,深受众人喜爱。

不幸的是,在他57岁那年罹患精神分裂症,出现明显的被害妄想、物理影响妄想(坚信有敌人害他,并用电波干扰他的心灵)。以往韦恩笔下活灵活现的"猫"逐渐脱离了具象,嬗变成充满敌意的、抽象的"猫",尤其是"猫"的眼睛和变形的身体投射出韦恩本人可能受到可怕的"迫害"(图4.3)。"猫"形象的嬗变真实地反映出精神分裂症患者认知功能的改变。或者说,充满美感的"猫"却成了反映精神病理现象的猫。因此,韦恩的"猫"是研究精神分裂症患者艺术创作的宝贵资料,亦成为世界众多《变态心理学》教科书中的经典插图。

二、躁狂抑郁的世界

从西方美术史上看，德国文艺复兴时期的画家、版画家丢勒和挪威表现主义版画家蒙克（图3.13）等都表现过忧郁或忧郁质的主题。这些艺术家基本反映出西方中世纪医学对它们的认识：具有忧郁质的人们时常郁郁寡欢、愁眉苦脸、迟钝懒动，且易患更为严重的精神病。或者说，在古希腊罗马乃至中世纪的西方社会看来，当时的忧郁或忧郁症（melancholia）可能代表了当今临床上单相抑郁症或双相障碍抑郁发作的原型。

此外，还有研究发现，[1]其他一些画家或许表现了双相障碍（旧称躁狂抑郁症）的中"混合发作"。例如，与丢勒同时代的德国文艺复兴时期的另一位重要画家、版画家老卢卡斯·克拉纳赫的"忧郁症"（图4.4），画中的少女头饰花草，面带忧愁，身着鲜艳靓丽的服装。显然，这种艺术表现无论是与丢勒，抑或是蒙克等艺术家的类似主题绘画迥然不同，很可能老卢卡斯·克拉纳赫再现了当时躁狂抑郁症中的"混合发作"。

令人奇怪的是，大多数艺术家主要是向世人展现了有关忧郁或抑郁的主题，而表现狂躁不安的绘画则少之甚少，除了我们在学术会议上或是专业文献上看到菲律宾出生的当代艺术家Florencio Yllana表现的"躁狂"以外，还很难见到类似的作品出现。原因何在？这有待深入研究。或许是患者在躁狂发作期因其大多会出现"思维奔逸"、"随境转移"、"活动增多"等精神症状，这些症状难以使他们静下心来潜心作画。尽管精神分裂症患者会出现歪曲的认知，尽管单相抑郁症或双相障

---

[1] Rybakowski, JK., "Painting 'mania'". *J Affect Disord*, 2011, 128: 319-320. Akiskal HS, Akiskal KK., "A Mixed State Core for Melancholia". *Acta Psychiatr Scand*, 2007, 115: 44-49.

碍抑郁发作患者会出现低落的心情，只要他们不是处于木僵或亚木僵状态^(注二)，他们仍可能静下心来想事、做事的。

美国美术治疗师哈利特·韦德森对双相障碍患者的个案绘画创作总结如下：①

双相障碍躁狂发作时，其绘画色彩鲜明，线条风格流畅、充满动感，结构复杂、盛满画面。

双相障碍抑郁发作时，其绘画色彩苍白，线条风格阻塞、充满静态，结构封闭、画面疏散。

在我收藏的一位法国中年女性双相障碍患者的油画中（图4.5），显示出以下美术特征：几何形造型意识明显，色块对比强烈，具有儿童画的意味和符号性的特点，对未来带有些忧伤感。在这幅很有型的绘画中，表现出中间色（黑色和白色）、暖色系（红色）以及冷色系（蓝色和绿色）。暖色系可能折射出她的躁狂发作，冷色系可能象征着她的抑郁发作，中间色则可能意味着疾病发作后的间隙期，而右侧画面明显的锯齿状则可能投射出她的易怒、敌意与冲动。

三、焦虑不安的世界

德国哲学家尼采认为人是一种过度紧张的渺小动物，且转瞬即逝。而在尼采的诠释者、存在主义哲学家海德格尔看来，人类生存在世的本质就是"烦"。这种烦代表着存在者的烦忙或是烦神②，它表现出人类最

---

① Wadeson H., *Art Psychotherapy*. John Wiley & Sons, Inc., 2010, New Jersey, pp. 168.
② 海德格尔著：《存在与时间》，陈嘉映、王庆节合译，熊伟校，生活·读书·新知三联书店，1987年，第231–237页。

根本的负性心境：不安与忧愁。通过这种情怀使人体验出一种生存上的虚无。而德国另一位存在主义哲学家和精神医学家雅斯贝尔斯则告诉我们："在人类对自然的制服中，始终存在着一种无法预料的因素，即一种永久的威胁，而结局总是失败的，劳作、年老、疾病和死亡总是伴随着人类。"[①]可以说，这些本体焦虑无不困扰着人类。在存在主义哲学家看来，"焦虑除了通过虚无将人的有限性展露出来之外，同时亦展露出人的'暂时性'：人是一种朝向死亡行进的存有"。[②]

为此，一些艺术家通过他们的绘画表现了有关本体焦虑的主题。例如，我们不仅在表现主义画家蒙克的《呼喊》中感受到人类的惊恐不安，还在法国画家让－巴蒂斯特·格勒兹（Jean-Baptiste Greuze，1725–1805）的画中体会出天真无邪的儿童对世界流露出的淡淡的忧愁（《看训导书的男孩》）或是明显的焦虑（《焦虑的女孩》）（图 4.6）。

四、自恋的世界

那西索斯（Narcissus）是古希腊神话中的美少年，他是河神克非索斯与水中女神利里奥佩所生。相传，那西索斯在河边玩耍，偶然看见自己在水中的倒影，顾影自怜，却对仙女伊可的爱置之不理。最后，仙女伊可日渐枯槁，香消玉损，只留下忧郁的回声（echo）在空中游荡，而那西索斯也郁郁而死。泉水女神们把那西索斯的尸体托起，想为他送葬，结果却发现他变成了一朵美丽的鲜花，泉水女神们便称此花为那西索斯，即水仙花，守望在河边。此后，Narcissism 就成了"自恋欲"、

---

① 卡尔·雅斯贝尔斯著：《智慧之路》，柯锦华、范进译，中国国际广播出版社，1988 年，第 12 页。
② 李天命著：《存在主义概论》，台湾学生书局印行，2008 年，第 81 页。

"孤芳自赏者"和"自我陶醉者"的代名词。

尼古拉·普桑、约翰·威廉姆·沃特豪斯以及达利等许多画家曾先后表现过古希腊神话"自恋"的主题。在英国画家沃特豪斯的画中（图4.7），右侧的美少年那西索斯顾影自恋，左侧的仙女伊可深情地望着他，画面色彩丰富，人物唯美，充满悲情。

从精神分析学角度看，"自恋乃是普遍的原始的现象，有了这个现象，然后才有对客体的爱。但自恋的现象却也不必因此而消失"。[①] 就是说，在精神分析鼻祖弗洛伊德看来，所有的儿童都是自恋欲者。自恋是个体在成长过程中的必经之路，随着年龄的增长，经过"口欲期"、"肛欲期"和"生殖期"等阶段，自恋欲的倾向会逐渐减少，但有所保留。如果这种儿时出现的自恋欲依旧明显地延续到成人期，则会表现为任性、自傲和自以为是等以自我为中心的性格特点。

更为严重的自恋者，则会成为自恋型人格障碍患者。在美国约1%的成人患有此型人格障碍，且以男性多见。其主要特征如下：[②]

（1）自我重要的夸大；

（2）对成就和权力的肆意幻想；

（3）相信自己是"特殊的"；

（4）需要别人的过度赞扬；

（5）有一种期望被别人优惠和顺从的权力感；

[①] 弗洛伊德著：《精神分析引论》，高觉敷译，商务印书馆出版，1984年，第334页。
[②] Cowen P., Harrison P., Burns T., *Shorter Oxford Textbook of Psychiatry*. Oxford University Press, Oxford, 2012, pp. 140.

（6）在人际关系上利用别人；

（7）缺乏设身处地为别人着想；

（8）常嫉妒别人，或相信自己被别人嫉妒；

（9）自大和傲慢。

五、精神病艺术

19世纪末，精神医学刚刚成为医学的一个独立分支，一些精神医学家就试图证明由柏拉图等哲学家提出的"天才与疯狂"之间的关系。其中，意大利著名的精神医学家、犯罪学家隆布罗索（1835–1909）是当时最典型的代表人物。他不仅认为天才患有一种"退行性精神病"，而且意识到精神病患者可能通过绘画折射出他们的幻觉、妄想以及对现实"改变后"的真实体验，并为此开始大量收集精神病患者的绘画。有趣的是，隆布罗索还研究总结出精神病患者绘画的13个特征：[1]

（1）独创性；

（2）无效性；

（3）单一性；

（4）模仿性；

（5）反常性；

（6）细节性；

---

[1] MacGregor, John M., *The Discovery of the Art of the Insane*. Princeton University Press, New Jersey, 1989, pp. 91–102.

（7）荒谬性；

（8）交织曲线性（阿拉伯花饰）；

（9）返祖性；

（10）古怪性；

（11）同伴性（以患者为主题）；

（12）情色性；

（13）象征性。

当然，并非精神病患者的每幅作品都具备以上特征。遗憾的是，在隆布罗索关注的"精神病艺术"之中并未发现凤毛麟角的天才人物，而且，他对精神病患者的艺术作品基本上是抱有消极态度的。

20世纪初，瑞士精神科医生沃尔特·莫根特尔于1908年开始对瑞士首都伯尔尼附近、精神病院中的患者的艺术作品（包括美术、音乐作品）颇感兴趣，并于1921年出版了评论一位精神分裂症患者（名叫阿道夫·渥弗利）的艺术作品的专著。而德国精神科医生、美术史论家汉斯·普林茨霍恩也于1919年开始关注精神病患者的艺术，特别是他1922年出版的《精神病患者的美术作品》对精神医学界和超现实主义艺术产生了广泛的影响。显然，这些成绩归结于他的双料学术背景。因此，可以说最早系统收集、研究、出版精神病患者的艺术作品的当属瑞士医生沃尔特·莫根特尔和德国医生兼美术史论家汉斯·普林茨霍恩。

这两位精神科医生不仅擅长于精神医学，还深谙艺术心理学，这样的艺术背景使他们成为研究"精神病艺术"的佼佼者。反观中国大陆，在这方面的探讨尚有不少空白之处。可以说，目前不仅中国大陆的医学教育缺乏人文学科设置，[1] 就连精神科医生也大多受训于生物精神医学，即使旁通心理学和社会学，对哲学、美学、艺术等人文学科亦是知之甚少。这显然不利于中国精神卫生事业的发展，尤其是严重影响了中国社会/文化精神医学走向世界（除了生物精神医学还能紧跟欧美研究的步伐之外）。因此，很有必要加强国内精神卫生工作者的人文熏陶与培养，使之成为既懂"脑"又知"心"的卫生工作者。

六、原生艺术 / 边缘艺术

1. 原生艺术 [2]

原生艺术（art brut）一词由法国艺术家让·杜布菲（Jean Dubuffet）于1945年创造，是指未经加工的艺术。或者说，原生艺术是以最纯净的方式表现艺术，它主要反映精神病患者、儿童和少数族群等群体的艺术作品。其主要特征是，缺乏艺术训练、难以适应社会、游离于任何艺术活动之外、对公众认可和商业推广漠不关心、孤独并私密性地创作、自我陶醉、率性而为和表现纯粹。代表人物有瑞士的阿道夫·渥弗利、阿洛漪丝、海因里希·安东·穆勒等。与其他学者的观点不同的是，在杜布菲看来，与其说是这些艺术作品折射出精神病理现象，倒不如说是它们通过"独特的"艺术创作自发地反映出对生活境遇的一种表现。这里的独特性是指精神病患者的艺术并没有受到过以往任何艺术流派的影响，纯属个人的自由表现，具有边缘性和少见性。值得称赞的是，法

---

[1] Jie Li, Feng Qi, Shanshan Guo, et al., Absence of Humanities in China's Medical Education System. *Lancet*, 2012, 380: 648.

[2] Peiry L., *Art Brut: The Origins of Outsider Art*. Translated by Frank J. Flammarion, Paris, 2006, pp. 11–264.

国艺术家让·杜布菲在上世纪 70 年代把原生艺术馆捐赠给瑞士洛桑市，成为永久性对公众开放的艺术馆。

有几点要说明的是，首先，原生艺术并不完全等同于"精神病艺术"，并且，原生艺术对待精神病患者的艺术抱有积极态度。其次，尽管原生艺术对美术治疗的发展起到了重要的作用，但从事原生艺术创作也不等同于美术治疗。因为后者是在一定的专业督导下，帮助精神病患者通过带有治疗性的艺术创作，进行自我表达与投射，重构自我的心理结构。再次，一些艺术大师尽管出现了明显的精神障碍，但他们的艺术创作并非是原生艺术。例如，尽管凡·高罹患精神障碍，且离群索居，颇感孤独，但他在发病以前就受过美术专业训练，有着扎实的绘画技巧与丰厚的艺术素养，亦更渴望着艺术的成功。显然，严格讲，凡·高的作品就不属于原生艺术。相反，他与塞尚、高更这些艺术大师一起成为后期印象派的代表人物。

2. 边缘艺术

类似原生艺术的边缘 / 局外人艺术（outsider art）一词由英国肯特大学的名誉教授罗杰·卡迪欧于 1972 年创造，其含义要比杜布菲的原生艺术略显宽泛。局外人艺术不仅涵盖原生艺术，还包括来自非主流、非学院派的边缘艺术作品，比如未接受过正规艺术训练的民间艺人等其他人士的作品。例如，非裔美国艺术家比尔·特雷勒是一位干了大半辈子的林场工人，于 85 岁高龄时才开始画画，他用铅笔、蜡笔在纸上创作，其作品特点是用简单的几何形式创造出幽默、幼稚的艺术形象。此外，北美国家的学者则倾向于使用草根艺术（grass-roots art）一词来形容边缘艺术。从所谓的"主流"社会来看，无论是原生艺术还是边缘艺术，它们所代表的并非精英文化，是处于社会边缘的。而在原生 / 边缘艺术家看来："也许最真实的边缘艺术家根本不愿被人打扰，他们对自己的作品是否参展并不在意，他们只是兴致所在。"[1] 的确，这些原生/边缘艺术家好似中国的隐士，远离尘嚣、不逐名利、隐逸高蹈，沉醉于一片清净的天地。

从西方文明史来看，兴起于欧洲18世纪末、19世纪初的浪漫主义思潮强调个人的主观性与想象力。在英国"湖畔诗人"威廉·华兹华斯和其密友塞缪尔·泰勒·柯勒律治看来，童年时期是最富有想象力的时期，且不受世俗社会的羁绊。而"疯狂"的表现类似于儿童，更多地体现出个人的主观感受和不受束缚的想象。因此，关注"疯狂"本身就成为浪漫主义绘画的一个重要主题。正如研究精神病艺术的美国学者约翰·麦格雷戈所说："精神错乱之人从一种无心灵、无感觉的动物摇身一变成为浪漫主义理想的英雄化身，他的艺术是一种具有浪漫主义、不受约束的想象力的纯粹表现。"[2]

还有，显而易见的是，作为极富"表现力"的表现主义和极具"无意识"的超现实主义，他们的美术作品强调直觉与梦幻，更"接近"精神病理现象。或者说，表现主义用"强烈的色彩"，超现实主义用"纯粹的自动性"来揭示一个主观的、非理性的世界。而这样一个世界则是精神卫生工作者更要探寻的领域，因为这个领域通往心灵与灵性。

---

[1] Niall Boyce., "The Art of Medicine: Outsider Art". *Lancet*, 2012, 379:1480–1481.

[2] MacGregor, John M., *The Discovery of the Art of the Insane*. Princeton University Press, New Jersey, 1989, pp. 4.

注 释

注一：电休克治疗（electrical shock therapy）又称电抽搐治疗（electroconvulsive therapy，ECT），是用一定量的电流通过精神病患者的大脑，引起其意识丧失和痉挛发作，从而达到治疗目的的一种方法。电休克治疗是不少精神病专科医院治疗精神病患者的常规手段之一（与药物治疗、心理治疗合称精神科的"三大法宝"）。主要用于治疗精神分裂症、抑郁症和双相障碍等重性精神障碍。以往伴有抽搐的电休克治疗有时治疗不成功，患者会意识到被过电的强烈痛苦，因此非常惧怕"电疗"；同时，被迫让患者意识丧失和痉挛发作，这些都会降低患者的自尊心，其家属也难以接受。目前有条件的地方已采用无抽搐电休克治疗，该方法是在通电前给予麻醉剂和肌肉松弛剂，让患者接受电流后不再出现抽搐，更为安全，适应症亦更广，相对易被患者及其家属接受。不过，即便如此，一些国家的精神科医生还是认为电休克治疗有损人权，拒绝采用电休克治疗。

注二：木僵（stupor）是指患者行为、动作以及言语活动的减少。具体表现为不语、不动和无反应。较轻者为亚木僵状态，具体表现为少语、少动和少反应。出现木僵或亚木僵状态的患者一般意识清楚，多见于精神分裂症、抑郁症等。当然，脑器质性精神障碍出现的木僵或药源性木僵会伴有意识障碍。

第5章

美术治疗

第 5 章　美术治疗
Art and Psychiatry

　　可以说，美术治疗的起源与人类的历史一样悠久。我们的祖先将他们看到与理解到的大千世界雕刻在石头上，试图在图画中留存某种意义与启示。例如，出土于奥地利的雕塑"威伦道夫的维纳斯"（约创作于公元前 3 万年至公元前 2.5 万年），其女性特征乳房和臀部极为夸张，流露出当地对生殖崇拜的明显迹象。还有，在古希腊德尔斐神庙上镌刻的"认识你自己"，这句千古箴言时至今日仍具有鲜活的人生哲理。甚至，这句名言警句在精神医学界还演变为评估精神障碍患者对其自身健康状况认识的重要指标，即疾病自知力。

　　当然，美术的作用远非如此。例如，尽管绘画大师凡·高茕茕孑立，形影相吊，穷困潦倒，但他在浑然忘我的美术创作中也能享受到短暂的喜悦。欧仁·德拉克罗瓦在其日记中亦这样写道："只要是整日都在欣赏名家杰作，那我将既不会为时间的重担所压倒，也不会为时间的迅速飞逝而感到担忧。这，就是心灵上的享受，是肉体感情所从来无法提供的一种平静与兴奋相羼的微妙的混合物。"①

显然，无论是寄托寓意的美术创作，还是浑然忘我的美术创作、美术欣赏，都能带给人们某种意义或愉悦。那么，美术作为一种艺术门类，它能否缓解精神障碍患者或其他人士的心灵痛苦呢？以下就让我们从美术治疗的历史与现状讲起。

一、美术治疗的历史

从西方的精神医学历史来看，美术治疗（art therapy）诞生于20世纪40年代，由英国艺术家、教师阿德里安·希尔（Adrian Hill）开创。希尔最初将美术治疗应用于接受疗养的肺结核患者身上。他发现，通过艺术创作能使"经常受压抑的患者释放出其创造性的能量"，进而"建立起一种强大的防御功能来对抗他的不幸"。② 在他看来，艺术创作不仅能抚慰人们的心灵创伤、提升人们的信心，亦能摆脱战争的阴影。他强调的是美术本身的治疗价值。

几乎同一时期，美国的心理学家玛格丽特·南伯格（Margaret Naumberg）开始在纽约州立精神病医院使用美术治疗。在美国，她被誉为"美术治疗之母"。与希尔有所不同的是，南伯格的治疗理论和实践是基于弗洛伊德的精神分析学说。即来访者通过自发性的艺术自我表

---

① 德拉克罗瓦著：《德拉克罗瓦日记》，李嘉熙译，陈尧光校，人民美术出版社，1981年，第432页。
② 大卫·爱德华兹著：《美术治疗》，缪青、巩丽群、柳岚心译，中国轻工业出版社，2010年，第1页，第173页。

现以及自由联想进行创作,使他们的作品避开了文字的稽查作用,投射出无意识的内容,进而在来访者、治疗师和美术作品之间建立一种互动的三角关系(协助来访者、治疗师探寻作品的隐喻和象征),从而有助于解决来访者的情感冲突问题。

20世纪50年代,出生于奥地利的艺术家伊迪丝·克莱默(Edith Kramer)在美国威尔特维克男生学校任美术治疗师,主要关注的是有心理问题的儿童与青少年。尽管她也颇受弗洛伊德的影响,但与南伯格不同的是,克莱默强调来访者在创作过程中本身的综合与治疗作用。克莱默并不探讨创作过程中的无意识,而是强调创作过程中的升华作用。她认为美术治疗师的主要职能是"协助升华的过程,即是一种由自我(ego)所执行的整合与综合行为,是在现实与幻想之间、无意识与意识之间实现了特殊的融合,我们称之为达到了艺术境界"。[①] 在克莱默看来,来访者的美术作品越具审美性、愉悦性,就越会升华,就越有治疗价值。

通过以上材料不难看出,美术治疗伊始便是按照两条脉络向前发展的,一条脉络是以希尔、伊迪丝·克莱默等人为代表,强调把来访者本身的美术创作过程作为治疗(art as therapy),即美术治疗(art therapy);另一条脉络是以南伯格等人为代表,强调来访者在创作过程中与治疗师之间的互动(art in therapy),即美术心理治疗(art psychotherapy)。

二、美术治疗的定义

在阿德里安·希尔、玛格丽特·南伯格以及伊迪丝·克莱默等专家学者的不懈努力下,美术治疗(包括美术心理治疗)于20世纪60

---

① Ulman E. and Dachinger P., *Art Therapy in Theory and Practice*. Schocken Books Press, New York, 1975, pp. 6.

年代成为被认可的职业之一。其重要的标志性事件是，1961年在美国由埃利诺·乌尔曼创办了《美术治疗通讯》（后更名为《美国美术治疗杂志》），1964年在英国成立了"英国美术治疗师协会"（British Association of Art Therapists，BAAT），1969年在美国成立了"美国美术治疗协会"（American Art Therapy Association，AATA）。以下分别是英国美术治疗师协会和美国美术治疗协会给出的美术治疗定义：

"美术治疗是在一位训练有素的美术治疗师的陪伴下，让来访者运用美术材料进行自我表达和投射。被转介给美术治疗师的来访者不需要预先具备美术经验或技巧，美术治疗师主要关注的也不是对来访者的图画给出审美性或诊断性的评估。实施者的全部目的在于促使来访者在一个安全、有推动力的环境下，运用美术材料实现其自身的改变和成长"。[1]

——英国美术治疗师协会

"经历疾病、心理创伤或生存挑战以及寻求自我发展的个体在专业关系下对美术创作的治疗性的使用。通过创作美术作品和对美术作品及其创作过程进行思考，个体可以增加对自我与他人的认识，学会应对各种症状、压力和创伤经历；提升认知能力；享受美术创作所带来的积极向上的生活态度的乐趣"。[2]

——美国美术治疗协会

随着美术治疗理论与实践的不断完善，从20世纪70年代起，美术

---

[1] 大卫·爱德华兹著：《美术治疗》，缪青、巩丽群、柳岚心译，中国轻工业出版社，2010年，第3页，第4页。
[2] 同[1]。

治疗本身成了心理治疗中的"家庭成员"。可以说，美术治疗的作用在于帮助来访者"在内心世界与外部世界之间、在想象与现实之间架起一座桥梁"，[1] 从而为解决其内在的情感问题铺平道路；或帮助来访者提升自信与自尊，建立起审美的、社会化的和积极向上的人生态度；或帮助来访者探索内在生命，"踏上自我探索、创造意义的旅程"。[2]

三、美术治疗的现状

目前，美术治疗广泛地应用于精神卫生机构以及非精神卫生机构，如老年中心、残疾人康复中心，特殊教育学校和监狱等机构。或者说，美术治疗可应用于卫生、社会性服务以及教育等众多领域。美术治疗的年龄覆盖范围从儿童、青少年、成年人乃至老年人。在精神卫生机构可适用于儿童孤独谱系障碍（注一）、儿童多动症、精神发育迟滞（注二）、精神分裂症、抑郁症、双相障碍、创伤后应激障碍、物质相关障碍、老年性痴呆、轻度认知功能障碍等多种神经精神障碍。

此外，美术治疗的常见形式有个体美术治疗、集体美术治疗以及家庭美术治疗。表现的美术载体包括绘画、雕塑以及剪纸等其他手工艺。时至今日，正如美国美术治疗师玛考尔蒂博士生动地比喻的："美术治疗并不是悬挂在博物馆里充满灰尘的遗物，而是不断进步中的鲜活工作。"[3]

目前，尤其是在国内的精神医学领域，在精神病专科医院从事工娱

---

[1] Case C. and Dalley T., *The Handbook of Art Therapy*. Routledge Press, London, 2006, pp. 183.
[2] 布鲁斯·穆恩著：《以画为镜》，丁凡译，吴明富审阅，张老师文化事业股份有限公司出版，2011年，第200页。
[3] Malchiodi CA., *Handbook of Art Therapy*. The Guilford Press, New York, 2012, pp. 13.

疗（包括美术治疗）的从业人员大多为精神科医生、护士，极少有专门从事美术治疗的教师参与，有关美术治疗的文章亦不多见（虽摘几篇，但可窥见一斑）。[1][2][3] 更无在国家层面成立有关的美术治疗协会及其专业注册。究其原因，一方面是中国精神医学仍明显受生物精神医学的"强势"影响，缺乏人文主义熏陶的氛围；另一方面，美术治疗更突显精神医学的艺术性，而非用实证主义的方法验证结果。其结果，既无相应的学术期刊如《美国美术治疗杂志》、《国际美术治疗杂志》出现，国内现有的医学期刊也难以刊登没有经过"统计学处理"（尤其强调定量研究）的论文，从而缺乏同行在美术治疗领域广泛的学术交流。由此可见，我国的美术治疗无论是在人才队伍建设方面，还是在相应的学术组织等方面，都尚处在初级的起步阶段。

四、美术治疗的相关问题

1. 美术治疗师的资质

如果说美术治疗的作用在于让来访者在内心世界与外部世界之间、在想象与现实之间架起一座桥梁；或是从审美中寻求积极向上的人生态度，那么，美术治疗师应广泛涉猎美术、心理学以及精神医学等众多学科领域。在国外，尽管并不刻意要求美术治疗师须具备一定的美术专业背景，但绝大多数美术治疗师已获得了相关学科的本科学位。甚至，"很多早期的美术治疗师同时也是美术家和美术教师，他们借鉴各种折

---

[1] 费明、范振玉、梁秀兰、姜惠珠、陈红芳著："绘画疗法对慢性精神分裂症的康复效果"，《上海精神医学》，1992年，新4（4）：219–221。
[2] 龚鉌著："艺术心理治疗"，《临床精神医学杂志》，1994年，4（4）：231–233。
[3] 周红著："美术治疗的发展与应用现状"，《中国心理卫生杂志》，2007年，21（3）：200–203。

中的观念并结合个人体验，发展出自己非常独特的方法"。[1]而且，美术治疗师在工作之外、闲暇之余不仅会积极投身于美术创作之中，亦会继续追求职业发展，获得相应的（通常为美术或设计学）硕士学位。

此外，国外的一些职业治疗师虽然也参与美术治疗，但他们并不仅限于来访者的美术作品，且对美术作品的重视程度也不如美术治疗师，"他们的主要目标是通过观察来访者如何创作自己的艺术作品，来从中获取信息"。[2]可见，美术治疗师与职业治疗师的工作既有重叠性，又各有侧重点。

2. 美术治疗师的督导

在任何心理治疗中都需要专业同行的定期督导，这是心理治疗师必经的一种学习和成长过程。美术治疗亦不例外。美术治疗师需要将他们在具体实践过程中所遇到的难题拿出来与同行一起讨论；或是与同行更深入地探讨来访者与其美术作品之间的互动关系。那么，什么是合格的督导师呢？富有美术治疗经验的凯斯（Case）和达利（Dalley）告诉我们：他们需要拥有良好的相关理论与实践背景，使其对呈现出的美术作品充满热情和想象力，从而有助于会议督导；他们需要拥有同理心，以便与被督导者和来访者一起感同身受地进行讨论；他们需要主导会议，让被督导者和来访者感到安全，尤其让被督导者感受到接纳、支持和关怀。同时，他们还能够协调被督导者的具体工作。

五、美术治疗的实践

从美术治疗的历史轨迹来看，以英国、美国的美术治疗发展较早，

---

[1] 大卫·爱德华兹著：《美术治疗》，缪青、巩丽群、柳岚心译，中国轻工业出版社，2010年，第8页，第48页。
[2] 同[1]。

亦较为完善。尤其是在英国，率先将美术治疗引入精神病医院的是一些精神科专家而非美术治疗师。在20世纪60年代，英国精神科专家为封闭式精神病医院中的精神病患者开辟了一块"自由表达"的艺术场所，使一些精神障碍患者获得了非药物治疗，甚至受到了"反精神医学运动"的青睐。此外，某种程度上说，在精神病医院举办美术活动，还成了精神障碍患者的"庇护所"。1961年，美国社会学家厄文·高夫曼在其著名的《精神病院》一书中生动地写道："那些登记参加美术课的人便有机会离开病房，花个半天在凉爽安静的地下室里，在来自上流阶级的女老师温柔的呵护之下，进行他们每周一次的慈善工作；一个大型的留声机播放着古典音乐，每堂课还有糖果和量身订做的香烟可拿。"[1] 显然，这种类似的情景依然存在于半个世纪后的中国精神病医院。

从20世纪80年代以后，英国美术治疗师协会相继出台的《美术治疗师职业实践守则》（1984）、《美术治疗师伦理准则》（1994）成为英国美术治疗师遵守的技术与伦理的重要指导规则。此外，英国（1997）、美国（1970）等国家对符合标准的美术治疗师予以认可，实行国家层面的注册制，既获得专业保护，又明确专业职责。

如前所述，我国的美术治疗尚处在初级的起步阶段。在精神病医院从事美术治疗的专业人员大多数为半路出道的精神科医生、护士，热情有余，专业不足。这实在是"中国特色"之一，亦只有"Monkey see, Monkey do"，有样学样了。

作者本人虽无美术基础，但对艺术颇感兴趣。无论国内还是国外的美术展，凡有机会与时间，本人便会忙里偷闲主动观赏，由此积累了一

---

[1] 厄文·高夫曼著：《精神病院》，群学翻译工作室译，万毓泽校，群学出版有限公司出版，2012年，第225页。

第 5 章 美术治疗 | Art and Psychiatry

点艺术修养。如前所述，1985 年我在北京安定医院进修期间遇到的患者小春儿，不仅服用药物治疗，还被强制性地接受"电疗"，由于他惧怕"电疗"，每次做"电疗"之前都带有痛苦样的嚎叫声，但在做完治疗之后，他又渐渐地摆脱了恐惧、苦痛的阴影。在他接受"电疗"结束后，我请他给我画了一幅肖像画。仔细端详这幅画（见扉页 i），我们不难发现，这幅画的造型好；用笔率真、概括；线条流畅，具有专业水准；并且，敏锐地捕捉到了我当时的忧郁神情。这实际上也可能投射出患者本人"忧与乐"的内心世界：对现实世界感到痛苦，对想象世界充满希望。这使我联想到了一些与主流精神医学不同的"词汇"：例如，浪漫主义、"反精神医学运动"以及精神病医院中的"庇护所"。在我看来，一些精神障碍患者或是一些遇到"生活难题"的人（并非"精神病人"），他们虽然遭受着疾病的折磨或是生活的磨难，但他们却像英雄一般与命运抗争，比如，伟大的音乐家贝多芬、伟大的画家凡·高便是如此。

在我的临床实践工作中，对但凡有些人文素养的精神障碍患者，我除了与他们讨论临床问题外，只要时间允许，还愿意与他们谈论文学、艺术以及哲学等问题。我认为，这是接近他们心灵的重要途径。一些患者不仅用语言诉说出他们的异常感受，亦会通过绘画的方法表现出精神症状。例如，我在门诊中遇到一位中年女性，未婚，罹患精神分裂症。尽管她服用"利培酮"4 毫克/日、"碳酸锂"1 克/日及"氟伏沙明片"50 毫克/日治疗，但仍有明显的幻觉：每周，严重时每天，都会有一位世界足球明星来到她的床边，拥抱她，抚摸她。"每次上床，就感觉到床尾有一团雾，这团雾慢慢地渗入被子，然后渗入我的脚，从脚底一直蔓延到胸部，然后觉得背部被人紧贴着，他慢慢地渗入我的身体，他的心脏与我的心脏重合在一起。"（图 5.1）接着，"我的腿和盘骨被入侵的那团雾充满着，被占据了，不能动，被固定住。而每当这时我都不想动,胸部被一条手臂紧紧抱住,又有另一只手伸向我的下体进行抚摸的动作……"(图5.2)尽管患者偶然出现性唤起,但在大多数情况下,她会感到不舒服和烦恼。这两幅彩色铅笔画准确地反映出她被强迫的性幻觉,其画面形式感强,带有阴影般的梦幻。当我与患者认真讨论了她的作品后,虽然她出现性幻觉的频次并没有减少,但她能够坦然面对自己的性幻觉,其烦恼的程度反倒有所减轻。这也在美国当代美术治疗师布鲁斯·穆恩教授的学术观点中获得了印证:"除了一起创作和保持开放以外,存在艺术治疗师的主要任务就是让个案感受到:痛苦是一种荣耀……痛苦无法消除,只能拥抱、理解。"[1]

当然,通过艺术创作不仅让患者在其内心世界与外部世界之间架起一座桥梁,亦让患者能够成长与升华,有时还能展示美。2010年我有幸荣获法国政府提供的奖学金再赴美丽的法兰西,深入考察法国的精神卫生服务体系。期间,我访问了乔治·马聚雷勒医院坐落于闹市区的美术中心。一些患者自由自在、无拘无束地进行艺术创作。并且,他们还定期举办美术画展,开展义卖活动。访问结束时,作为礼物交换,我送给乔治·马聚雷勒医院一个"中国结",既代表了中国传统文化的审美习俗,又象征着中法两家历史悠久的精神病医院的热情与友谊。作为回赠,他们送给我一幅分裂症患者创作的油画。该患者中年女性,未婚。服用"奥氮平"15毫克/日、"洛沙平"25毫克/日治疗,处于部分缓解状态。这幅名叫"王妃"的画(图5.3),用色大胆、绚丽,色彩对比强烈、造型团块意识强,并在表现性中流露出忧郁般的气质。

由此可以看出,一些患者尽管遭受着精神疾病的折磨,但他们仍能够表现出美的艺术。这使我再次想起了浪漫主义、英雄主义。并且,我

---

[1] 布鲁斯·穆恩著:《以画为镜》,丁凡译,吴明富审阅,张老师文化事业股份有限公司出版,2011年,第170、171页。

第 5 章　美术治疗　Art and Psychiatry

相信，通过艺术创作能够降低精神障碍的病耻感。此外，有调查表明，①举办精神障碍患者的美术展览，有助于提升公众的精神卫生知识，有助于促进公众用积极的态度对待他们。

尽管目前尚缺乏足够的科学研究验证人文学科在医学尤其是在精神医学中的重要性。或者说，从目前英美等国的美术治疗研究来看，尽管使用了包括神经科学在内的研究方法来探讨美术治疗的作用，但仍然缺乏明确的循证支持。②不过在我看来，一些事物本身超越了实证主义的验证。比如，精神医学的艺术性在一定程度上表现出直觉力、隐喻性和审美性，这些皆属于非自然科学的领域。其实，早在19世纪下半叶德国哲学家威廉·狄尔泰（注三）就认同诗人席勒的看法："只有艺术家才能领悟自然界之中的独立的生命。这样一来，在精神生活和社会的分化过程中，实际上作为我们生命的本性而给定的神圣不可侵犯的万能的东西，便得到了诗人和艺术家们的热爱和表现，而科学研究则是无法接近这种东西的。"③迄今为止，采用纯粹的、客观的科学方法仍然难以揭示出心灵的奥秘。

因此，精神卫生工作者除了拥有与脑（brain）有关的医学知识与技能之外，还应提升与心灵（mind）有关的人文学科的素养。或者说，精神卫生工作者不仅需要求真、行善，亦需要审美。而美术、音乐与戏剧等人文领域则是我们从事审美活动的理想之地。

---

① Koh E, Shrimpton B., "Art Promoting Mental Health Literacy and a Positive Attitude towards People with Experience of Mental Illness". *International Journal of Social Psychiatry*, 2014, 60 (2):169–174.
② Ruddy R, Milnes D., "Art Therapy for Schizophrenia or Schizophrenia-like Illness". The Cochrane Collaboration, Published by John Wiley & Sons, Ltd, 2009, 1–25.
③ 威廉·狄尔泰著：《精神科学引论》，艾彦译，译林出版社，2012年，第211页。

注 释

注一：孤独谱系障碍（Autism spectrum disorder, ASD）包括孤独症、Asperger氏综合征、儿童瓦解性精神障碍、雷特综合征以及未特定的广泛性发育障碍。主要特点：(1) 缺乏社会交流和社会互动；(2) 行为、兴趣与活动局限、重复。

注二：精神发育迟滞（Mental retardation, MR）为国际疾病分类第10版（International Classification of Diseases, ICD-10）、中国精神障碍分类与诊断标准第三版（Chinese Classification of Mental Disorders, 3rd Edition）、美国精神障碍诊断与统计手册第IV版（Diagnostic and Statistical Manual of Mental Disorders-IV, DSM-IV）中常见的儿童青少年精神障碍，主要指18岁以前表现出不同程度的智力低下和社会适应困难。不过，在美国精神医学会（American Psychiatric Association, APA）2013年出版的DSM-5中，把"精神发育迟滞"诊断名词修订为被不同专业易接受、病耻感少的"智力残疾/智力发育障碍"（Intellectual disability, ID /Intellectual developmental disorder）。此外，美国智力和发育障碍学会（American Association on Intellectual and Developmental Disabilities, AAIDD）也使用智力残疾一词。据悉，在即将出版的ICD-11中，亦会做出如此修订，强调智力残疾的患者在其早年出现脑功能受损。

注三：威廉·狄尔泰（Wilhelm Dilthey, 1833–1911），德国哲学家、历史学家、心理学家和社会学家。他认为自然科学只适用于研究能够反复出现的自然现象，而要探讨人的生命，则离不开精神科学，即包括社会科学和人文科学在内的学科。

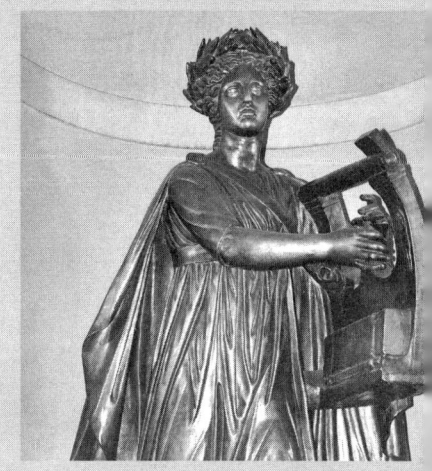

第 6 章

音乐治疗

第 6 章 | Art and
音乐治疗 | Psychiatry

正如美术属于空间艺术，而音乐则属于时间艺术。它通过空气的振动将声音传入我们的耳中，沁入我们的心扉。在英国生物学家达尔文看来，"人类的所有种族甚至未开化人都有这等（欣赏音乐以及产生音乐调子的）才能"。[①]可以说，在人类文明史上音乐发挥着不可或缺的作用。在所有艺术门类中，音乐是最为模仿的、最为动人的和最为纯粹的艺术。下面，首先让我们从西方神话、哲学、文学以及音乐史等视角简要了解音乐的功能。

一、音乐的功能

人类学家发现，在原始社会音乐常常伴随着巫术的活动而出现，虽然在当时它并不

---

① 达尔文著：《人类的由来及性选择》，叶笃庄、杨习之译，科学出版社，1982年，第688页。

具有纯粹的审美性，但它却会散发出某种神奇的力量。并且，这种力量能与超自然的神灵相沟通。具体说，这股摄魂夺魄的力量不仅在宗教仪式、战争以及舞蹈等活动中发挥着重要的作用，而且也会影响到人们的健康与疾病。例如，巫医通过音乐可以安抚引起疾病的诸神或是驱赶病人身上的邪恶精灵。

在西方文明的一个分支，犹太教和基督教的宗教典籍中，就记载了音乐治疗的故事。例如在《旧约全书·撒母耳记上》中，讲述了扫罗的故事。他健壮、俊美、高大，并被以色列的士师撒母耳在上帝的旨意下选中成为以色列国的第一位王。后来，因扫罗违背上帝及撒母耳的旨意而受到恶魔（evil spirit）的影响，以致严重头痛。于是，扫罗的仆人向他说："现在有恶魔从神那里来扰乱你。我们的主可以吩咐面前的臣仆，找一个善于弹琴的来，等神那里来的恶魔临到你身上的时候，使他用手弹琴，你就好了。"① 然后，仆人找来一个名叫大卫的美少年，为扫罗弹琴驱魔。当扫罗听到大卫弹琴时，"便舒畅爽快，恶魔离了他"。① 这足以可见音乐的力量。

在西方文明的另一个分支，古希腊神话故事中，显赫的太阳神阿波罗为宙斯和勒托所生，这位太阳神（图 6.1）不仅兼管音乐、诗歌等，还掌管医术，是医药与康复之神阿斯克勒庇斯的父亲。显然，无论音乐还是诗歌似乎在这里都与医术相连，体现出古希腊神话中灵魂与身体和谐一致的理念。此外，在古希腊，哲学亦在探讨音乐的魅力。在西方哲学史上，毕达哥拉斯学派不仅最早探讨美的本质，而且主张"以医药清洁身体，以音乐净化灵魂"，② 并用音乐和食物来恢复和维系身体与灵魂

---

① 《新旧约全书》，中国基督教、三自爱国运动委员会印发，1981 年，第 349 页。
② 恩里科·福比尼著：《西方音乐美学史》，修子建译，湖南文艺出版社，2005 年，第 18 页。

第 6 章　音乐治疗　Art and Psychiatry

之间的和谐，成为音乐治疗的远祖。之后的古希腊哲学家柏拉图亦敏锐地发现了音乐的作用，他提倡"用音乐来陶冶心灵"。① 此外，他还认为音乐具有教化民众、提升道德的作用。而柏拉图的弟子亚里士多德不仅认为音乐能带来快感，而且还有"宣泄作用"。他说："有些人容易受宗教狂支配，我们可以看见他们听了那种使灵魂激动的音调，在神圣的乐调的影响之下恢复正常状态，仿佛受到了一种医疗，即卡塔西斯作用(注一)。至于那些易受怜悯、恐惧及其他情感支配的人也应当受到类似的医疗。"②

中世纪的格里高利圣咏激荡心灵数千载，无论众徒还是世人每每听之必有一种超凡脱俗的震撼之感。在欧洲音乐史上，中世纪重要的哲学家和天主教神学家圣·托马斯·阿奎那在当时学校的七种学艺分科中（音乐、算术、几何、天文、文法、逻辑和修辞）将音乐视为人类文明中学科地位最高贵的一科。而 15 世纪比利时音乐理论家、作曲家廷克托里斯不仅出版了第一部音乐词典，而且较全面地总结了音乐对人类社会可能产生的作用：

"愉悦上帝

获得上帝的美妙赞扬

增加祈祷的乐趣

把好战的教派带向胜利

让心灵准备好接受上帝的祝福

鼓励灵魂的虔诚

赶走忧伤

---

① 柏拉图著：《理想国》，郭斌和、张竹明译，商务印书馆，1986 年，第 70 页。
② 亚里士多德著：《诗学》，罗念生译，人民文学出版社，1962 年，第 117 页。

软化强硬的心灵

把魔鬼带向光明

使入迷

把头脑提高到更高的思想

取消邪恶的意图

让人高兴

医治病人

减轻苦难

鼓励人们战斗

激发爱情

在社会事务上增加亲切感

给予精通医术的人以荣誉

给灵魂以幸福。"①

到了文艺复兴时期，受过教育的人更是期待着"音乐的训练与熏陶"。②甚至在英国文豪莎士比亚看来，灵魂里没有音乐的或不被美妙音乐打动的人都是些不可信任的人。因此，聆听音乐不仅有助于缓解忧郁、失望等负性情绪，还能培养积极向上的心态，有助于健康。

17世纪英国牧师罗伯特·柏顿在其《忧郁症的解析》一书中，明确强调了音乐的治疗作用。他写道："音乐除了有赶走许多其他疾病的神

---

① 恩里科·福比尼著：《西方音乐美学史》，修子建译，湖南文艺出版社，2005年，第84-85页。

② 罗杰·凯密恩著：《听音乐》，王美珠、洪崇焜、黄瑞芬、陈美鸾、杨湘玲译，王美珠审阅，世界图书出版公司，2008年，第84页。

力外，它还能极好地治疗绝望和忧郁，且能驱魔除鬼。"[1]

同样是在17世纪，德国神父、学者基尔舍相信音乐与宇宙存在着某种联系。他认为，人们的个性特征与某种类型的音乐风格相一致。例如，郁郁寡欢之人会对忧伤的音乐产生共鸣，欢快之人则大多会被律动的舞蹈音乐所感染。这种看法成为音乐治疗中对不同来访者选择不同风格的音乐的理论基础。这亦使我不禁想起在《红楼梦》中，虽然才女不少，但唯有愁容满面、孱弱不堪的林黛玉遇到阴晴不定、秋雨绵绵时，才会写出那首名篇佳作"秋窗风雨夕"(注二)。

18世纪的英国诗人约翰·阿姆斯特朗在其出版的诗集《保持健康的艺术》（1744）中赞美音乐的作用：

"音乐提升快乐，缓解悲痛；
音乐祛除疾病，减轻疼痛；
音乐还能抑制那毒物和瘟疫的肆虐。"[2]

此外，美国学者（1789）已有散在论述音乐调节情绪、音乐治疗疾病的文章出现，尤其受到法国哲学家笛卡尔身心二元论思想的影响，认为情绪与身体健康相互影响，而音乐则能够调节情绪，进而影响到健康。甚至还有学者（1796）报道了一位法国音乐教师持续高烧不退，结果在音乐的帮助下其高烧神奇般地消退的故事。

19世纪的德国哲学家叔本华赋予音乐很高的艺术价值。他认为，

---

[1] Burton R., *The Anatomy of Melancholy*. Published by the New York Review of Books, 2001, New York, pp. 117.

[2] Berger JS., *Music of the Soul*. Published by Routledge Taylor & Francis Group, 2006, New York, pp. 26–27.

音乐除了傲然于其他艺术之外,它伟大、绝妙与震撼人心,甚至"音乐可以作为医治我们痛苦的万应仙丹"。① 继叔本华之后的另一位德国哲学家尼采则认为,音乐带给他身心"松弛"。尼采说:"凡是动物,其生理功能大致皆要借着轻快明朗、毫无拘束而又自信十足的旋律来作调剂;如此,沉重晦暗的日子才会经由明亮美好而调和的音乐而发出光彩。我的忧郁欣然地渴望在隐匿之处安歇,在完美的顶峰找到休憩之所,基于此,所以我需要音乐。"② 事实上,由上而下观之,不仅哲学家们谈论音乐的作用,作曲家们亦如此。例如,德国作曲家海顿自己则写道:"在这个世界上,快乐而满足的人真是寥寥无几,人们到处为痛苦和忧虑所逼迫,也许你的作品有时可能成为一股源泉,而使那些满怀忧虑和百事劳心的人能够从中得到一时的安宁和憩息。"③ 之后海顿的学生贝多芬更是自豪地认为:"音乐是比一切智慧、一切哲学更高的启示……谁能参透我音乐的意义,便能超脱寻常人无以振拔的苦难。"④

当代法国哲学家米歇尔·福柯通过历史考证也发现:"自文艺复兴以来,音乐重新获得了古人论述过的各种医疗能力。音乐对疯癫的疗效尤其明显……如果音乐治愈了疯癫,那么其原因在于音乐对整个人体起了作用,就像它能有效地渗透进人的心灵一样,它也直接渗透进人的肉体。"⑤ 或者,按照英国当代精神科医生、作家安东尼·斯托尔在其《音乐与心灵》一书中开宗明义的说法:"迄今为止,在所发现的任

---

① 叔本华著:《作为意志和表象的世界》,石冲白译,杨一之校,商务印书馆,1982年,第362页。
② 尼采著:《快乐的科学》,余鸿荣译,中国和平出版社,1986年,第276页。
③ 杨民望著:《世界名曲欣赏》,上海音乐出版社,1984年,第38页。
④ 罗曼·罗兰著:《贝多芬传》,傅雷译,参见:《傅译传记五种》,生活·读书·新知三联书店,1983年,第189页。
⑤ 米歇尔·福柯著:《疯癫与文明》,刘北成、杨远婴译,生活·读书·新知三联书店,2012年,第168页。

何文化中，都从未缺少过音乐。"①由此看来，音乐影响生活，音乐触摸心灵。

以上这些观点或感受无不道出音乐的真谛、音乐的作用。

在日常临床工作中，我不仅注重控制精神障碍患者的症状，改善其社会功能，有时我也与病友或分享或探讨大师们的音乐，从巴赫到莫扎特，从海顿到贝多芬，从柴可夫斯基到拉赫曼尼诺夫等等。这不仅让患者忘却了疾病的烦恼，亦让我感受到了一些欣慰——不仅诊疗疾病，还要抚慰心灵，此项工作充实而神圣。这亦使我时常想起意大利著名医史学家卡斯蒂廖尼的语录："一个最优秀的医生，一定是永远把他的病人的幸福系在心上，不仅注意病人的外表，更注意其心理状态——这是治疗获得成功的最重要因素。"②当然，我深知，与患者分享、探讨大师们的音乐，并非就是真正意义上的音乐治疗。那么，从专业角度看，什么是音乐治疗，它有什么作用？接下来，让我们简述作为一门心理治疗的分支：音乐治疗的历史与现状。

二、音乐治疗简史

如上所述，将音乐应用于医学实践具有非常悠久的历史，但在医学中应用音乐治疗还是要从 19 世纪欧洲文明的"延续者"以及新的文明缔造者——美国讲起。它在音乐治疗史上产生的影响是深远的，且可大致划分为以下两个阶段，简述如下：

---

① Storr A., *Music and the Mind*. Published by the Random House Publishing Group, 1992, New York, pp. 1.
② 卡斯蒂廖尼著：《医学史》，程之范主译，广西师范大学出版社，2003 年，第 1055 页。

艺术与精神医学

1. 19世纪至20世纪50年代的美国音乐治疗史

自19世纪伊始,在美国从事音乐治疗的先驱者包括一些医学生、内科医生、精神科医生、护士以及音乐工作者。较为显著的事迹是:[①]

1832年,在美国,萨缪尔·格里德利·豪医生将音乐治疗作为教程引入由其创立的波士顿帕金斯盲人学校中(注三)。

1874年,内科医生詹姆斯·惠特克认为音乐的力量可以影响到心灵与身体,尤其是音乐治疗对轻度的精神障碍患者颇为有益。

1878年,在《弗吉尼亚医学月刊》上有学者编写"音乐是心灵医学"的文章,论述音乐家、医生以及政府官员等将音乐引入纽约市一所精神病院的故事,试图用音乐减轻精神病患者的痛苦。

1892年,一家精神病院的管理者,内科医生乔治·阿尔德·布鲁默在《美国精神病杂志》(注四)上发表"音乐与心灵"的文章,认为虽然音乐有其治疗价值,但不能夸大其作用。因此,他主张应该结合美术、阅读、音乐以及体育锻炼为精神病患者设置全面的治疗计划。

1903年,艾娃·维萨里(Eva Vescelius)成为美国最初的音乐治疗协会创始人,即创建了"美国纽约音乐治疗协会"。她主张,针对不同的患者选择不同的音乐,即振奋的、刺激的、镇静的和催眠的音乐。之后,维萨里又于1913年创办了《音乐与健康》杂志。

1919年,钢琴家玛格丽特·安德顿(Margaret Anderton)首次在哥伦比亚大学教授音乐治疗课程,并为从第一次世界大战战场上退役下来

[①] Davis W.B., Gfeller K.E., Thaut M.H., *An Introduction to Music Therapy Theory and Practice*. Published by the American Music Therapy Association, Inc., 2008, Maryland, pp. 17–39.

的伤员和精神障碍患者提供音乐治疗服务。她主张，音乐工作者作为治疗师应获得充分培训后才能为患者服务。

1926年，一位名叫艾萨·莫德·伊尔森（Isa Maud Ilsen）的护士、音乐工作者和医院管理者，创建了"美国医院音乐协会"。作为教师，她曾与玛格丽特·安德顿一道在哥伦比亚大学教授音乐治疗课程。作为护士和医院管理者，她亦在医院为患者提供音乐治疗服务。此外，在她的临床实践中总结出一些"音乐处方"。例如，对于严重失眠，可选择舒伯特的"万福玛利亚"；对于绝症，可选择勃拉姆斯的"华尔兹"或"苏萨进行曲"。

1938年，精神科医生艾拉·阿特舒勒（Ira Altshuler）在底特律的埃洛伊丝医院对精神病患者开展了一次大规模的音乐治疗，并将精神分析技巧与音乐治疗相结合。此外，他在临床实践和教学中对音乐治疗的不断探索，有力地推动了音乐治疗作为一门学科的发展。[1]

哈里特·艾耶尔·西摩（Harriet Ayer Seymour）是一位音乐治疗师，她亦曾服务于退役军人。1941年，西摩创建了"美国音乐治疗基金会"。她主张，开展音乐治疗应将音乐与积极思维或音乐冥想相结合，并用特定的音乐，治疗患有肺结核和躯体残疾的儿童。

除了在哥伦比亚大学教授音乐治疗课程以外，内科医生范德·沃尔（Van de Wall）在第一次、第二次世界大战期间也在精神病院和监狱中开展过音乐治疗，并于1944年被推举为精神病院使用音乐治疗委员会的主任委员。

1948年，美国多萝西·舒利安博士和马克思·肖恩合编《音乐与医

---

[1] Davis W.B., "Ira Maximillian Altshuler: Psychiatrist and Pioneer Music Therapist." *Journal of Music Therapy*, 2003, 40(3): 247–263.

学》一书。此书邀请了来自音乐、医学和人类学等领域10余名专家进行编撰。此书内容详实，资料丰富，尤其是沿着历史发展的脉络，从原始社会时期、古希腊罗马时期的"音乐与医学"，谈到了20世纪40年代的音乐治疗。它明确指出了"音乐在本质上就是心理治疗的一种形式。并且，音乐如同医药一样，不仅具有治疗的功效，也拥有预防的作用"。[1]

当然，除了上述这些人物以外，美国精神医学家卡尔·蒙宁格（Karl Menninger）等人开始倡导用一种整体治疗方法对待精神障碍，因此，音乐治疗也最终进入了众多的精神病院，成为一种被认可、可选择的治疗手段。

总之，通过以上这些音乐治疗先驱者，当然，还包括美国神经病学家詹姆斯·伦纳德·科宁以及心理学家E.塞耶·加斯顿等人的不懈努力，为第二次世界大战之后美国创建各种音乐治疗组织以及相应的出版物奠定了基础。

2. 20世纪50年代至今的美国音乐治疗史

第二次世界大战之后，在美国音乐治疗史上产生了具有标志性的事件：

（1）1950年，成立"国家音乐治疗协会"（National Association for Music Therapy，NAMT）。NAMT于1964年创建《音乐治疗杂志》（Journal of Music Therapy，JMT），于1984年创建《音乐治疗展望》（Music Therapy Perspectives，MTP）。

---

[1] Schullian D.M, Schoen M., *Music and Medicine*. Books for Libraries Press, 1948, New York, pp. 80.

（2）1971 年，成立"美国音乐治疗协会"（American Association for Music Therapy，AAMT）。AAMT 于 1980 年创建《音乐治疗》（Music Therapy，MT）杂志。

（3）1983 年，成立"音乐治疗师资格认证委员会"（Certification Board for Music Therapists，CBMT）。1986 年 CBMT 获国家认证机构委员会认可，确保音乐治疗师的资质能力以加强音乐治疗的可靠性。[①]

（4）1998 年，合并"国家音乐治疗协会"（NAMT）与"美国音乐治疗协会"（AAMT），成为"美国音乐治疗协会"（American Music Therapy Association，AMTA）。

目前，AMTA 是世界上最大的音乐治疗协会，覆盖 30 余个国家，拥有 5000 余名音乐治疗师，其使命在于"提升公众从音乐治疗获益的意识，并在瞬息万变的世界中增加获得优质音乐治疗服务的途径"。[②]

3. 中国音乐治疗的兴起与现状

尽管在中国两千多年前的《管子·内业》中就出现了"止怒莫若诗，去忧莫若乐"的至理名言，[③]但作为一门学科——音乐治疗，起步较晚。这还要从中国当代的改革开放说起。[④][⑤][⑥]

[①] www.cbmt.org.

[②] www.musictherapy.org.

[③]《管子》，房玄龄注，上海古籍出版社，1989 年，第 154 页。

[④] 高天编著：《音乐治疗导论》，世界图书出版公司，2008 年，第 14–17 页。

[⑤] 张旻琰著："音乐治疗的传入及在中国的发展"，《中国音乐》，2004 年，1：105–107。

[⑥] 杜青青著："近十年来音乐治疗在我国的研究进展"，《人民音乐》，2011 年，1：68–71。

1980 年，美国亚利桑那州立大学华裔音乐治疗专家刘邦瑞教授来华在中央音乐学院进行讲学活动，其中，刘教授介绍了"音乐治疗学"，首次将欧美的音乐治疗学系统地介绍给中国大陆，开启了音乐治疗通往古老文明中国的大门。1984 年，湖南省马王堆疗养院率先开展"心理音乐疗法"，结合中国音乐，如《春江花月夜》、《梁祝》和《二泉映月》等经典曲目，并运用医学心理学的理论、方法以及音乐艺术，通过 YZJ 系列微机控制心理音乐治疗机对神经症、心身疾病开展音乐治疗，取得了一定的治疗效果。① 不久，国内一些精神病医院相继开设音乐治疗室。尤其是 1985-1986 年，北京安定医院、北京回龙观医院与专业音乐工作者合作，先后开展了对老年抑郁症患者的主动音乐治疗以及参与性音乐治疗对慢性精神分裂症患者的疗效影响等研究，在国内精神医学界产生了较大的影响。②

1989 年中国音乐学院招收第一届音乐治疗专业学生（注五）。同年，中国音乐治疗学会成立，挂靠单位是北京回龙观医院，中国音乐学院张鸿懿教授领衔参与。1996 年，中央音乐学院成立音乐治疗中心，并于 1999 开始招收音乐治疗硕士研究生（由张鸿懿教授、高天副教授领衔），2003 年开始招收音乐治疗本科生，开启了音乐治疗在中国的漫漫航程。可以说，目前音乐治疗在中国"大有蓬勃发展之势"。③ 当然，存在的问题也不少，尤其是在部分精神病专科医院显得有些举步维艰（见下）。

---

① 张武、邓景贵著："心理、心身疾病的心理音乐治疗"，《中国神经精神疾病杂志》，1989 年，15（2）：81-84。
② 陈学诗、王秀玲、金弘敏、马凯忠、张世蓝、吴晓梅著："主动音乐治疗与老年期抑郁症"，《中华神经精神科杂志》，1992 年，25（4）：208-210。杨文英、翁永振、屈英、樊作树、马永珩、张洪懿、马彪著："参与性音乐治疗对慢性精神分裂症疗效初探"，《中国康复》，1991 年，6（1）：44-46。
③ 高天编著：《音乐治疗导论》，世界图书出版公司，2008 年，第 5 页。

三、音乐治疗的定义

美国音乐治疗协会（AMTA）对音乐治疗作了如下定义：

音乐治疗是以临床和循证为基础的音乐干预，通过来访者与有专业资质的音乐治疗师（完成了被认可的音乐治疗项目培训）建立一种治疗性的关系进而达到个体化的目标。音乐治疗业已成为一种健康职业，在其治疗关系中使用音乐来解决个体的躯体、情感、认知和社会等需求。在评估了每一位来访者的优势和需求后，合格的音乐治疗师提供有针对性的治疗，包括创作、唱歌、活动和/或聆听音乐。通过音乐治疗，提升来访者的能力并将其拓展至其他生活领域。同时，音乐治疗也给那些难以用语言表达自己的人提供了一种交流的渠道。有关音乐治疗的研究也证实了其在许多领域中的有效性，如，总体躯体康复、促进运动、增强人们主动参与治疗的动力、为来访者及其家属提供情感支持和表达感受的途径。[1]

1985年，世界音乐治疗联盟（World Federation of Music Therapy，WFMT）成立于意大利"灯塔之城"热那亚，其音乐治疗的定义如下：

音乐治疗是指具有资格的音乐治疗师使用音乐和/或音乐元素（声音、节奏、旋律与和弦），通过一个有计划的过程推动和促进交流、联系、学习、迁移、表达、组织及其他相关的治疗目标，从而满足来访者或团体在躯体、情绪、心理、社会和认知方面的需要。音乐治疗的目的是发展个体潜能和/或复原功能，从而使他达到更好的自我整合与人际关系整合，并经由预防、康复、治疗获得更好的生活质量。[2]

---

[1] www.musictherapy.org.

[2] 瑞切尔·史密斯和海伦·帕蒂著：《音乐治疗》，梅晓箐、缪青、柳岚心译，中国轻工业出版社，2010年，第6页。

从这两个专业组织（AMTA 与 WFMT）对音乐治疗的定义可以看出，开展音乐治疗主要包含以下要素：（1）具备合格的音乐治疗师；（2）强调来访者、音乐以及音乐治疗师之间的互动；（3）目的在于通过音乐提升来访者的能力和/或促进来访者的康复，进而提升来访者的生活品质。

四、音乐治疗的形式以及相关问题

1. 音乐治疗的形式与类型

（1）音乐治疗的形式：①个体音乐治疗：是音乐治疗师面对一个来访者的治疗；②团体音乐治疗：是音乐治疗师面对多个（以10人左右为宜）来访者的治疗。目前音乐治疗以团体音乐治疗为主，这不仅是出于经济成本和社会参与因素的考虑，[①]而且，按照美国当代团体心理治疗权威欧文·亚隆教授的观点，团体治疗并不逊色于个体心理治疗，它本身就具有良好的治疗作用，甚至，"它可以让成员间有机会互相学习、获益"。[②]

（2）音乐治疗的类型：[③④]从不同的角度会有不同的划分。例如，从音乐体验类型来划分，主要可分为：①接受式治疗：是指来访者通过聆听音乐并激发相应的心理体验的方法技术。包括音乐放松、音乐想

[①] 威勒·舒提斯和波伦著：《音乐治疗临床培训指南》，高天、张新凯主译，人民卫生出版社，2010年，第78–115页，第153页。

[②] 欧文·亚隆和默林·莱兹克兹著：《团体心理治疗》，李敏、李鸣译，李鸣审校，中国轻工业出版社，2013年，第12页。

[③] 同①。

[④] Maranto C.D., *Music Therapy.* Jeffrey Books, Pipersville, 1993, pp. 688–690.

象、歌曲讨论、音乐回忆、音乐系统脱敏、音乐减压、听音乐画画或舞动和音乐振动治疗等；②再创作式治疗：在已有音乐作品的基础上，来访者进行重新创作。包括演唱、演奏、音乐学习、音乐游戏和指挥等形式，以达到相应的治疗目标；③即兴演奏式治疗：是指来访者自发地用声音或乐器进行表演。注重演奏时的体验，并在即兴演奏的过程中，通过聆听、表达、配合等富有心理动力的音乐体验，达成治疗目标的改善；④音乐创作式治疗：治疗师帮助来访者创作歌曲、歌词、器乐片段或者其他类型的音乐作品，成为自己探索其人生经历的曲目或成为治疗性的主题。包括歌曲填词、歌曲编写和音乐拼贴等。

2. 音乐治疗的对象

在精神卫生领域，音乐治疗主要适用于智力发育障碍、孤独谱系障碍、精神分裂症、双相障碍、抑郁症、焦虑障碍、人格障碍、物质相关障碍以及老年性痴呆等精神障碍的辅助治疗。此外，音乐治疗通过促进个人情感表达、提升生活满意度和灵性生活（spiritual life）等方面的品质，进而有助于提升正常人群的心理健康水平。

尤其是，音乐对促进新生儿、婴幼儿、学龄儿童和青少年的健康成长颇有裨益。甚至，更有趣的是，倾听莫扎特的一些音乐如"D大调双钢琴奏鸣曲，K448"等（即莫扎特效应）可用于胎教，有助于优生优育。在群星璀璨的音乐天空，为何唯有莫扎特的音乐拥有如此之魅力？这或许不仅在于其音乐的节奏、旋律和高频，更在于莫氏音乐的单纯与简洁。①

---

① Campbell D., *The Mozart Effect for Children.* Harper Collins Publishers Inc., New York, 2000, pp. 7–16.

3. 音乐治疗师的资质

作为音乐治疗师，不仅要是良好的音乐工作者（会使用一些乐器如吉他、钢琴等，懂得音乐的不同演奏风格，具有一定的创造力和想象力等），同时又是良好的治疗师（善于沟通，善解人意，有爱心与耐心，真诚与可靠，伦理与幽默等），这是基本的要求。在美国，职业音乐治疗师必须首先获得 AMTA 认可的本科或以上的学位。然后，还要通过"音乐治疗师资格认证委员会"（CBMT）组织的国家考试以获得音乐治疗师资格认证（MT-BC），方可执业，以确保应有的资质能力。①

当然，除了资质能力以外，音乐治疗师还必须遵守有关的职业准则和接受职业督导。此外，音乐治疗师（还有美术治疗师）在面对来自不同文化背景的来访者时，需要提升自己的文化胜任力，从而提供更为有效的心理治疗。

五、音乐治疗在国内的精神病医院

一方面，如同美术治疗，目前在国内精神病专科医院从事音乐治疗的专业人员大多数为半路出道的精神科医生、护士，热情有余，专业不足，还谈不上真正的音乐治疗，缺乏一种职业化(注六)，这实际上反映了中国特定的历史文化根源。在国学大师钱穆先生看来，中国学术讲融通，西方学术重区分。因此，讲融通则会模糊不同专业之间的边界，重区分则能凸显本专业的性质。还有，虽然音乐治疗强调循证（包括了实验性研究）(注七)，但从根本上看，音乐治疗如同美术治疗一样多属于艺术范畴，它们与纯粹的科学研究尚有明显不同。正如有学者指出的那

---

① www.cbmt.org.

样:"音乐对脑结构、功能和行为的影响总是存在的,但在某种程度上,音乐对每个人的影响又是独特的。"① 换言之,音乐治疗"既是科学的,也是艺术的,而不是非此即彼"。② 而国内现有的医学期刊难以刊登没有经过"统计学处理"的论文,影响了精神卫生工作者在音乐治疗领域中的学术交流,更难刊登于被科学引文索引(Science Citation Index,SCI/ Social Science Citation Index,SSCI)收录的学术期刊中,再加上医院收费项目等诸多问题的影响,都"在一定程度上制约了这一学科的发展"。③

另一方面,目前我国尚缺乏专业的音乐治疗师资质认证机构,而且国内音乐专业人士又缺乏对精神医学、精神障碍的真正了解。从他们编著的相关书籍便可"管中窥豹":讲起音乐头头是道,一旦"跨界",谈起精神医学却又失了学术水准。或者说,在中国大陆缺乏既深谙音乐又了解精神医学的通才,反之亦然。而在国外通晓不同"跨界"专业的学者并不鲜见。仅以精神医学为例,卡尔·雅斯贝尔斯不仅是德国存在主义大帅,同时又是著名的精神医学家。安东尼·斯托尔不仅是英国当代著名的精神科医生,而且也知晓音乐,其颇有影响力的著作《音乐与心灵》便是明证。同样,弗朗兹·法农、帕特里克·勒穆瓦纳不仅都是法国精神科医生,又皆为作家。还有美国著名的西尔瓦诺·阿瑞提教授以及凯·雷德菲尔德·贾米森教授,他们不仅在精神医学领域独树一帜,还能写出富有人文气息的畅销书(注八)。这亦从另一个侧面深刻地反映出

---

① Merrett D.L and Wilson S.J., "Music and Neural Plasticity". Edited by Rickard NS and McFerran K., *Life Long Engagement with Music.* Nova Science Publishers, Inc., New York, 2012, pp. 147.
② 梅塞德斯·帕夫利切维奇著:《音乐治疗理论与实践》,苏琳译,郑日昌审订,世界图书出版公司,2006年,第59页。
③ 张鸿懿著:"发展中的音乐治疗",《中央音乐学报》,2000年,2:85-88。

中国特定的历史文化根源，既缺乏像欧洲文艺复兴时期以降注重培养通才的文化传承，又凸显出清朝末期以来中国"西化运动"中对人文思想的轻视或忽视。

于是，目前音乐治疗（还有美术治疗）在国内大多数精神病专科医院仍停留在初级的"娱乐"（amusement）阶段：对精神障碍患者是娱乐，对上级领导或外来参观者是门面。总之，在很大程度上这些音乐治疗、美术治疗在国内精神病专科医院仍处于"amuse"大家与社会的初级阶段，与真正意义上的音乐治疗、美术治疗尚有较远的距离。有道是：路漫漫兮其修远也。

当然，我们亦要可喜地看到，在中国音乐治疗学会的引领下，数十年来"既引入西方音乐治疗的技术，又发展中国自身的音乐治疗特色，音乐治疗的理念不断更新，音乐治疗的理论不断发展……"。① 目前一批国内外音乐治疗专业培养的专业音乐治疗师正在进入部分精神病医院，为推动我国的音乐治疗起到了积极作用。与此同时，该学会每两年举办一次学术年会，为推动音乐治疗在中国的发展正在发挥重要的作用。

书写到这里，快要接近尾声了。原本还包含了作为表达性艺术心理治疗之一的《戏剧治疗》一章，仗着自己出生于梨园世家（图2.4）②与戏剧沾亲带故，撰写起来本应不会费力，但事实上却非如此。深感力不从心，深恐有失水准，故而准备就此搁笔。不过，纽约大学戏剧治疗系主任罗伯特·兰迪教授告诉我们："戏剧治疗的核心概念是，人生如戏，各种人物所追寻的目标常常超出他们的能力范围，当他们发现自己

---

① 崔勇著："中国音乐治疗学会第十一届学术交流会开幕致辞"，樊作树、肖迅编《中国音乐治疗学会第十一届年会论文集》，2013年，第1页（内部资料）。
② 中国戏曲志编辑委员会编：《中国戏曲志·甘肃卷》，中国ISBN中心出版，1995年，第673–674页。

第 6 章　Art and
音乐治疗　Psychiatry

作为人类的局限性时，就需要一个向导来帮助他们走完人生的旅程。"①这个向导体现在戏剧治疗中就是戏剧治疗师，体现在生活中就是良师益友。

从精神医学视角看，目前世界精神医学仍以分子遗传学、神经影像学和精神药理学等生物精神医学为主流，文化精神医学正在力争融入精神医学的主流，当然，这尚需漫长的时日。而属于广义的文化精神医学领域中的美术、音乐以及戏剧治疗等艺术治疗更是在成长、发展之中。

在中国，从人文主义视角探讨文化精神医学更是步履艰难。首先，传统儒家文化中强调"未知生，焉知死"、"敬鬼神而远之"等观念，进而缺乏对心灵、灵性乃至灵魂的探索。其次，由于中国特殊的历史文化原因，中国知识分子，尤其是精神医学专家，既缺乏独立思考的能力，又缺乏多元主义与相互包容的特点(注九)。同时，在中国医学教育体系中亦缺乏人文学科的培训与熏陶。②再次，自 20 世纪 70 年代末改革开放以降，中国精神医学的发展与走向更是深受以美国为首的生物精神医学之影响，相对忽视了精神医学的多元性，从而显示出，无论是中国的文化精神医学抑或是社会精神医学，与欧美国家相比，尚有较大的差距。③④ 因此，作为一个特殊的临床医学分支——精神医学，既要强调

---

① 罗伯特·兰迪著：《躺椅和舞台——心理治疗中的语言与行动》，彭勇文、邬锐、卞茜、叶赛译，华东师范大学出版社，2012 年，第 15 页。
② Jie Li, Feng Qi, Shanshan Guo, Ping Peng, Ming Zhang, "Absence of Humanities in China's Medical Education System". *Lancet* 2012; 380:648.
③ 李洁、赵旭东著："第二届世界文化精神医学大会介绍"，《中华精神科杂志》，2010 年，43（2）：121-122。
④ 李洁著："第 21 届世界社会精神医学大会介绍"，《中华精神科杂志》，2013 年，46（5）：309-310。

科学主义，又要倡导人文思想。或者说，精神医学的特殊性恰恰在于注重科学与艺术的平衡性。唯有如此，才能使中国的精神医学较全面地发展，以适应当下世界精神医学发展之潮流；唯有如此，才能真正形成具有中国历史文化特色的精神医学。

注 释

注一：卡塔西斯（Catharsis），源自希腊语 katharsis，是亚里士多德在其美学著作《诗学》中提出的重要观念，在宗教上具有"净化"的含义，在医学上具有"疏泄"的含义，在悲剧中具有"陶冶"的含义，其观念对后世艺术心理学、精神分析学等学科影响较大。

注二：林黛玉的诗词"秋窗风雨夕"出自《红楼梦》第45回：金兰契互剖金兰语，风雨夕闷制风雨词。

"秋窗风雨夕"
秋花惨淡秋草黄，耿耿秋灯秋夜长。
已觉秋窗秋不尽，那堪风雨助凄凉！
助秋风雨来何速！惊破秋窗秋梦绿。
抱得秋情不忍眠，自向秋屏移泪烛。
泪烛摇摇爇短檠，牵愁照恨动离情。
谁家秋院无风入？何处秋窗无雨声？
罗衾不奈秋风力，残漏声催秋雨急。
连宵脉脉复飕飕，灯前似伴离人泣。
寒烟小院转萧条，疏竹虚窗时滴沥。
不知风雨几时休，已教泪洒窗纱湿。

从心理学角度看，某种个性特征容易对特定的情景产生共鸣。在林黛玉的个性特征中带有明显的忧郁质，易悲观、感情脆弱、孤僻等。她"无事闷坐，不是愁眉，便是长叹，且好端端的不知为了什么，常常的便自泪道不干"（参见曹雪芹、高鹗著：《红楼梦》，人民文学出版社，1982年，第373页，第626–627页）。

注三：萨缪尔·格里德利·豪医生的妻子朱莉亚·沃德·豪是一位作家、社会改革家，是《共和国战歌》的作词者，她可能激励了豪医生将音乐治疗引入学校（参见 Davis W.B., Gfeller K.E., Thaut M.H., *An Introduction to Music Therapy Theory and Practice.* Published by the American Music Therapy Association, Inc., 2008, Maryland, pp. 24）。

注四：《美国精神病杂志》（American Journal of Insanity）创刊于 1844 年，1921 年更名为现在的《美国精神医学杂志》（American Journal of Psychiatry）。

注五：1988 年，文化部教育司做出同意试办音乐治疗专业并批准招收在职音乐治疗专科生的决定，并于次年开始招收（参见张旻琰著："音乐治疗的传入及在中国的发展"，《中国音乐》，2004 年，1：105-107）。

注六：职业化（Professionalism）的内涵包括工作道德、工作态度、工作技能和工作形象（参见余世维著:《职业化团队》，机械工业出版社，2007 年，第 3 页）。

注七：美国爱荷华大学 Gfeller KE 教授等指出，音乐治疗研究主要分为 4 种类型:（1）描述性研究;（2）实验性研究;（3）历史性研究;（4）定性研究。（参见 Davis W.B., Gfeller K.E., Thaut M.H., *An Introduction to Music Therapy Theory and Practice.* Published by the American Music Therapy Association, Inc., 2008, Maryland, pp. 491-536）。例如，在实验性研究中，神经影像学研究发现，7 岁以前学习音乐的人，其脑内胼胝体明显大于 7 岁以后学习音乐的人（参见 Catherine Y., Wan and Gottfried Schlaug, "Music Making as a Tool for Promoting Brain Plasticity across the Life Span". *The Neuroscientist* 2010; 16（5）: 566-577），而胼胝体位于大脑纵裂底，是最大的连合纤维束，对连接左右半球之间的交流十分重要。又如，有荟萃分析显示，音乐治疗对早产儿有一定的疗效（参见 Standley J.M., "A Meta-Analysis of the Efficacy of Music Therapy for Premature Infants", *Journal of Pediatric Nursing* 2002; 17（2）: 107-113）。

注八：弗朗兹·法农（Frantz Fanon, 1925–1961）出生于法属马提尼克岛，青年时期曾前往阿尔及利亚担任精神科医生。出版《黑皮肤，白面具》《全世界受苦的人》《为了非洲革命》等讲述黑人解放斗争的著作，对美国与欧洲的激进运动产生了深刻的影响。并且，批判了带有殖民主义色彩的精神病理学。帕特里克·勒穆瓦纳（Patrick Lemoine，1950至今），法国精神科医生，除了日常的临床工作外，他还发表小说、散文和手记等文学作品，其文笔以流畅、轻松与幽默著称。有关西尔瓦诺·阿瑞提教授参见导言注释一，有关凯·雷德菲尔德·贾米森教授参见第3章注释四。

注九：由于中国特殊的历史文化原因，至今为止，仍未出现享誉世界的精神医学大师。相反，邻国日本却有森田正马、吉本伊信等具有原创性的世界知名精神医学家。此外，由于欧美社会多元文化的包容，才会允许"反精神医学"的代表人物如英国精神医学家莱恩、美国精神医学家托马斯·萨斯发表"另类"的学术观点。由此看来，包容和尊重多元文化既是人类文明社会进步的标志之一，亦是产生大师级人物的肥沃土壤。

后记一

当本书即将要接近尾声的时候，我怀抱着一颗虔诚之心前往音乐之都维也纳，尤其是来到莫扎特的故乡萨尔斯堡，追寻那让人神往的音乐之声。近看，萨尔斯堡繁花锦簇，青山绿水环抱，显得格外优美；远眺，萨尔斯堡耸立着巍峨的城堡，朵朵白云更是悬挂在蔚蓝色的天空中，显得尤为宁静。这座优美、宁静的城镇偎依在阿尔卑斯山脉旁，萨尔斯河水缓缓穿城而过，仿佛就连清澈的河水也流淌着曼妙的音乐、优美的旋律，令人沉醉不醒。如果说巴黎、佛罗伦萨开启了我的美术眼界，那么，维也纳、萨尔斯堡则奏响了我的音乐魂魄。

走进艺术，就是贴近心灵、贴近灵性，就是让我们洞见那生命之奥秘，洞见那生活之悲喜。同时，亦让我们洞见那丰富的精神活动，这自然亦涵盖了异常的精神现象。我深知，撰写这本小书不仅要依靠医学知识，还需融入哲思、诗意和审美等人文元素。在分析心理学创始人荣格看来，本质上，艺术有别于科学，而科学亦不同于艺术，它们拥有各自的术语。因此撰写此书是一件费力、越俎的工作。尤其是在撰写第 6 章 "音乐治疗" 之初，深感心中无数。关于音乐，好在美国作曲家亚伦·科普兰告诉我们："你不能仅仅通过阅读书籍欣赏它。如果你想要更好地领悟音乐，唯有聆听。" 于是，这几年如有时间，无论是巴洛克音乐，还是古典派、浪漫派音乐，常常成为我的耳边伴侣、心上知音。

此外，对于一本属于交叉学科的书籍，鄙人广泛涉猎，小心求证，诚惶诚恐，力求执简御繁，观博取约，又不失学术水准，但我仍感学养不足，还望广大海内外学者、同道批评雅正。

在撰写本书过程中得到不少海内外学者的热心帮助与明教，在此一并致谢，他们是：

法国精神病医院联合会主席 Yvan HALIMI 医生；
法国精神病学协会主席 Christian MULLER 医生；
法国乔治·马聚雷勒医院 Dominique MACE 医生；
世界文化精神医学协会第二任会长意大利 Goffredo Bartocci 博士；
中国音乐治疗学会理事长崔勇教授；
香港大学冉茂盛副教授。

当然，还要感谢 "2012 年度郑裕彤博士奖学金"（Dr. Cheng Yu Tung Fellowships），使我在访问香港大学期间，有了更多的空间与时间来独立思考。

最后，更要感谢我国当代精神医学的巨擘张明园老师以及华夏出版社陈小兰女士一贯的相助与谬奖，给我增添了不断前进的动力。

正如清代著名文人张潮所云，有功夫读书是福气，有学问著述是福气。依我看来远非如此，在物欲横流、心浮气躁的当下，虽然在我数十年读书、十余载著述的过程中难免有时"苦心志，劳筋骨"，但读书与著述不仅成就了我的精神卫生事业，还让我有缘领略了人文主义之丰厚、之灿烂，更让我有幸品味到人生之充盈、之精彩，实乃洪福也！

2014 年 6 月于萨尔斯堡

后记二

2014年9月，位于南欧伊比利亚半岛上的马德里秋高气爽，金色的阳光，蔚蓝的天空，习习的微风，令人气清神爽。

在本书即将付梓之际，我有幸、有福参加了由世界精神医学协会（World Psychiatric Association, WPA）主办的第16届世界精神医学大会，这次会议在素有"欧洲之门"美誉的马德里召开，来自全球120多个国家或地区约5 700余名精神卫生领域的专家、学者出席了此次盛会，可谓是群英荟萃，少长咸集。

在这次会议涉及的精神卫生"生物-心理-社会-文化"等多个方面的70余个主题词中，"艺术与精神医学"赫然出现，并且，除了举办"艺术与精神医学"专题会外，审美策略、社会美学和原生艺术在精神医学领域应用的数个报告也登台亮相，异彩纷呈。这些学术活动无不鲜活地表明"精神医学既是科学的，又是艺术的"真谛。

记得尼采说过，"没有音乐，生活是一种错误"。依我看，人生中若是缺少了审美活动，那就是最大的遗憾。作者以为，在哲学层面，审美活动能给烦恼人生、倥偬人事带来慰藉与快乐；在心理学层面，审美活动能够减轻工作人群的工作压力与职业倦怠；在精神医学层面，审美活动能让精神卫生服务的使用者（即患者）在病痛与孤苦中寻找疗愈康复的辅助力量。可以说，审美活动超越了自然科学，超越了生物医学，超越了脑，它让人生追求自由与想象，它使人生触及心灵、激发灵性，它给人生增添消解平庸、克服困境的神奇魔力。

通过审美，无论是面对秋花春草，还是眼望湖光山色，无论是聆听音乐，还是欣赏绘画、诗歌，均能使庸碌的众生神情荡漾，通往康宁之路，通向真善之门。

2014 年 10 月于广州白鹅潭畔

图书在版编目（CIP）数据

艺术与精神医学 / 李洁编著. —北京：华夏出版社，2015.1
ISBN 978-7-5080-8279-0

Ⅰ. ①艺⋯　Ⅱ. ①李⋯　Ⅲ. ①精神分析社会学　Ⅳ. ①R749

中国版本图书馆 CIP 数据核字(2014)第 256642 号

艺术与精神医学

编　　著	李　洁
责任编辑	陈小兰　增　慧
出版发行	华夏出版社
经　　销	新华书店
印　　刷	三河市万龙印装有限公司
装　　订	三河市万龙印装有限公司
版　　次	2015 年 1 月北京第 1 版 2015 年 1 月北京第 1 次印刷
开　　本	720×1030　1/16 开
印　　张	9.75
字　　数	150 千字
插　　页	13
定　　价	39.00 元

华夏出版社　地址：北京市东直门外香河园北里 4 号　　邮编：100028
　　　　　　　网址：www.hxph.com.cn　　电话：(010) 64663331（转）
若发现本版图书有印装质量问题，请与我社营销中心联系调换。